中国细菌真菌感染诊治能力建设及抗菌药物临床应用管理发展报告(2021)

马丽平　主编

U0340534

清华大学出版社

北京

图书在版编目（CIP）数据

中国细菌真菌感染诊治能力建设及抗菌药物临床应用管理发展报告 . 2021 / 马丽平主编 .—北京：
清华大学出版社，2020.12
ISBN 978-7-302-57023-3

Ⅰ . ①中… Ⅱ . ①马… Ⅲ . ①细菌病 – 诊疗 – 医药卫生管理 – 研究报告 – 中国 – 2021 ②真菌
病 – 诊疗 – 医药卫生管理 – 研究报告 – 中国 – 2021 Ⅳ . ① R51

中国版本图书馆 CIP 数据核字（2020）第 238120 号

责任编辑：肖　军
封面设计：吴　晋
责任校对：赵丽敏
责任印制：沈　露

出版发行：清华大学出版社
　　　网　　址：http：//www.tup.com.cn，http：//www.wqbook.com
　　　地　　址：北京清华大学学研大厦 A 座　　　　　　邮　　编：100084
　　　社总机：010-62770175　　　　　　　　　　　　邮　　购：010-62786544
　　　投稿与读者服务：010-62776969，c-service@tup.tsinghua.edu.cn
　　　质量反馈：010-62772015，zhiliang@tup.tsinghua.edu.cn
印 装 者：三河市龙大印装有限公司
经　　销：全国新华书店
开　　本：185mm×260mm　　印张：10.25　　插页：8　　字　　数：232 千字
版　　次：2020 年 12 月第 1 版　　　　　　　　　　印　　次：2020 年 12 月第 1 次印刷
定　　价：78.00 元

产品编号：087604-01

中国细菌真菌感染诊治能力建设及抗菌药物临床应用管理发展报告2021

编委会名单

主任委员 马丽平　王明贵

委　员 （按姓氏笔画排列）

马小军　王　辉　刘正印　吕晓菊　张　菁　李家斌
杨　帆　谷　丽　陈佰义　卓　超　宗志勇　郑　波
俞云松　胡必杰　倪语星　徐英春

编著者名单

主　　编 马丽平

副 主 编 王明贵

编　　者 （按姓氏笔画排列）

马丽平　国家卫生健康委员会医院管理研究所
王　巍　国家卫生健康委员会医院管理研究所
叶芳敏　浙江省丽水市人民医院
吕姣健　浙江省丽水市人民医院
刘倩楠　国家卫生健康委员会医院管理研究所
许夕海　安徽医科大学第一附属医院
孙晓宇　国家卫生健康委员会医院管理研究所
苏智军　福建省泉州市第一医院
李　娜　国家卫生健康委员会医院管理研究所
李家斌　安徽医科大学第一附属医院
杨　威　国家卫生健康委员会医院管理研究所
吴奇飞　华中科技大学
陈　晔　国家卫生健康委员会医院管理研究所
胡必杰　复旦大学附属中山医院
郭如意　福建省泉州市第一医院
程　君　安徽医科大学第一附属医院
熊　康　华中科技大学

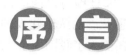

序 言

感染性疾病一直在人类疾病谱中占据重要地位。抗菌药物的发现和使用赋予人类有力的武器，以对抗细菌真菌所带来的伤害。然而，抗菌药物不合理使用所带来的问题也同样困扰着我们。新型抗菌药物研发乏力、医疗和养殖领域不合理应用抗菌药物、群众合理用药意识不强等原因导致抗菌药物耐药问题日益突出。时至今日，抗菌药物耐药已经成为严峻的全球公共卫生问题。我国由于是抗菌药物生产和使用大国，抗菌药物广泛应用于医疗和养殖等领域，细菌真菌耐药的形势亦不容乐观。

抗菌药物耐药最终将影响人类健康，它带来的危害并不比缺乏抗菌药物的使用更少。耐药菌的感染除了会引起病程迁延、住院时间延长、病死率上升、住院费用增加等后果，还会带来生产力下降造成的经济损失以及环境污染等等。

就像 2011 年，世界卫生组织提出的"今天不采取行动，明天就无药可用"口号一样，遏制抗菌药物耐药的行动刻不容缓。在世界卫生组织的号召下，国家卫生计生委等 14 部委于 2016 年发布了《关于印发遏制细菌耐药国家行动计划〈2016—2020 年〉的通知》，抗菌药物临床应用管理上升为国家战略层面。此后，在行政强有力的管控之下，我国在抗菌药物耐药方面取得了重大成效，但这并不代表已经彻底扭转了耐药的趋势。目前，我国多种临床分离菌耐药率仍居世界前列，所以抗菌药物耐药问题在未来相当长的一段时期内必须引起高度重视。

如何遏制抗菌药物耐药是一个非常复杂的问题。在众多公共原因之中，医疗上的不合理使用是主要因素之一。由于感染性疾病分布在医院各个专科，缺乏规范的诊疗标准和指南，具备专业诊治能力的医师队伍匮乏，院内多学科诊疗模式尚待探索，微生物检验能力弱等等原因都成为阻碍我国抗菌药物合理使用的屏障。

国家卫生健康委员会医院管理研究所组织编写的这本《中国细菌真菌感染诊治能力建设及抗菌药物临床应用管理发展报告》

(2021) 即对抗菌药物临床应用管理的现状及其发展沿革进行了系统回顾，对细菌真菌感染诊治队伍建设的状况进行了评价分析，内容丰富。在数据分析的基础上，项目组还深入了我国 5 个省的 14 家医院进行了调研，所得出的结论能够反映出一些实际情况，即虽然相关政策在大力推动，但是目前国内相当程度的医院细菌真菌感染诊治队伍能力建设离政策要求有一定距离。

不过，我也非常高兴地看到，在国家卫生健康委员会的领导下，针对专业医师、临床药师和临床微生物专业人员细菌真菌感染诊治培训的各类项目在国内开展的态势良好，接受培训的学员越来越多，合理使用抗菌药物的理念正在形成。

"雄关漫道真如铁，而今迈步从头越"，虽然抗菌药物耐药的问题是复杂的、严峻的，但是我相信，只要我们秉持医者的良知，和守正笃实、久久为功的精神，合理用药的星星之火，必将燎原！

2020 年 10 月

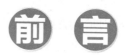
前 言

　　2020 年，"新型冠状病毒肺炎"疫情肆虐全球，不仅给世界各国人民的生命健康造成了威胁，还严重影响了全球政治、经济、社会、文化等方面的发展。我国作为最早抗击"新型冠状病毒肺炎"疫情的国家，感染性疾病科的建设成效在此过程中发挥了巨大的作用，但是科室发展受限、人才队伍短缺等问题在此过程中也暴露无遗。虽然我国的"新型冠状病毒肺炎"疫情暂时得到了有效控制，但学术界对疫情是否还会卷土重来的担忧和警示一直存在，因此逐步解决上述问题、提升感染性疾病科综合诊治实力，建立科室诊治疾病的"平战结合"机制，对于应对可能卷土重来的疫情多有裨益，甚至可能将疫情遏制在萌芽阶段。当然，上述问题都属于管理层面的系统性问题。必须说的是，在科室发展受限、人才队伍短缺的情况下，医务人员舍生忘死保障人民健康，因此本书在此对所有抗击"新型冠状病毒肺炎"的医务人员表达崇高的敬意！

　　本书是在细菌真菌感染诊治培训项目（简称"培元"计划）管理专家委员会的指导下完成的，目的是对我国细菌真菌感染诊治能力建设及抗菌药物临床应用管理的现状及其发展沿革进行系统性回顾与梳理，为我国开展下一步细菌真菌感染诊治能力建设及抗菌药物临床应用管理的相关工作提供参考。本书撰写工作开始于2019 年，研究周期为 2019—2020 年。本书主要分为四个部分：形势与政策（第一、二章）、实践与经验（第三、四、五、六章）、"培元"计划专题报告（第七章）、专题实地调研报告（第八、九、十、十一、十二、十三章），下面对各个部分及其章节内容进行简要叙述：

第一部分：形势与政策

　　第一章：从 2011 年至今，我国抗菌药物用药金额逐年递增，但是其占西药总金额比例却逐年减少。在政府的大力管控下，我国在遏制细菌耐药方面取得了一定的成效，MRSA 分离率、铜绿假单胞菌的耐药率呈下降趋势，但是部分分离菌株对常见抗菌药物的耐药率逐年增加，特别是碳青酶烯抗菌药物的耐药问题尤为突出，并且，我国的细菌耐药问题存在着非常明显的地区差异，最为关键的是，儿童群体耐药问题日益凸显、形式日趋紧张。

第二章：面对国际和国内日益紧张的细菌真菌耐药形势，我国政府高度关注该问题，陆续出台了一系列有关规范抗菌药物临床应用及加强细菌真菌感染诊治能力的相关政策和部门规章。我国抗菌药物临床应用管理的贯彻活动经历了框架搭建阶段（2004—2009 年）、加速落实阶段（2010—2013 年）以及综合管控阶段（2014 年至今）等三个阶段，提出了分级管理的原则，并逐渐从行为管控到综合管控，最后发展至当下的多学科诊疗模式。我国医疗机构抗菌药物临床应用管理技术支撑体系建设也经历了抗菌药物临床应用管理提出、感染性疾病科职责加强和多学科模式提出等三个阶段。细菌真菌诊治能力和抗菌药物临床应用能力建设是抗菌药物临床应用管理工作的重要组成部分，除医院自身开展的培训外，细菌真菌感染诊治培训项目（"培元"计划）等组成的"培立方"培训项目是目前最为重要的抗菌药物临床应用能力培训项目。

第二部分：实践与经验

本书第二部分（第三、四、五、六章）分别邀请安徽医科大学第一附属医院、复旦大学附属中山医院、福建省泉州市第一医院以及浙江省丽水市人民医院的关键知情人对该院基本情况、抗菌药物管理体系建设模式和管理以及感染性疾病科发展建设经验进行了详细的介绍。这四篇感染性疾病科发展建设的"标杆经验"，可供全国二级以上综合医院建设、发展感染性疾病科参考借鉴，其中复旦大学中山医院提供了"感染-感控-微生物"三位一体的"中山感染模式"样板经验，可作为人员较为充足、资源较为充分的医院参考借鉴。

第三部分："培元"计划专题报告

第七章：通过问卷调查和统计分析发现，"培元"项目对于二级以上综合医院及学员个人细菌真菌感染诊治能力提升均具有显著的意义。但是，无论是参训学员地域分布还是细菌真菌感染诊治能力建设成效，不同地区之间均存在着巨大的差异，我国东部、南部经济发展较好的地区细菌真菌感染诊治能力建设成效也较好。

第四部分：专题实地调研报告

本书相关研究的专题调研工作完成于 2019 年，并于同年完成了专题调研报告及比较研究报告的写作。课题组通过广东、四川、安徽、福建及黑龙江等 5 省二级以上医院细菌真菌诊治能力建设和抗菌药物临床应用管理体系建设进行专题调研，发现虽然近年来卫生健康行政部门持续出台相关政策，但是除少数医院外，全国绝大多数二级以上医院细菌真菌感染诊治能力建设现状与政策预期相距甚远。造成该结果的原因，

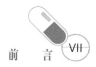

总体归纳起来可以分为三个方面：能力、动力和压力。部分医院有意建设细菌真菌感染诊治能力，但是人才队伍能力欠缺，这就属于能力方面的问题；部分医院认为细菌真菌感染诊治能力建设对于医院缺乏现实意义，由此导致的建设迟滞就属于动力方面的问题；部分医院由于相关政策缺乏问责机制而采取观望态度，这就属于压力方面的问题。同时，上述诸省在一定程度上存在的临床微生物检验技术成本倒挂、会诊费用补偿过低等问题加剧了感染性疾病诊治相关科室（临床和医技）的收入不足的问题。第八、九、十、十一、十二章为调研省份的区域性研究报告，第十三章为调研地区的比较性研究报告或者总结报告。第十三章围绕如何促进我国细菌真菌诊治能力建设和抗菌药物临床应用管理工作的相关问题从能力、动力和压力三个方面进行了系统性分析，并从能力、动力和压力三个方面提出了解决方案。

　　以上就是本书的撰书目的和写作思路。希望能够为读者提供一些有关我国细菌真菌感染诊治能力建设和抗菌药物临床应用管理工作的资料和信息，并分享研究团队的相关结果和观点。由于研究周期和能力所限，书中存在疏漏和不足，敬请各位读者批评指正！

马丽平

2020 年 10 月

目 录

第一部分　形势与政策 …………………………………………… 1

第一章　我国抗菌药物使用、细菌耐药现状的研究报告 ………… 3
　　一、全国合理用药监测网数据的二次分析 …………………… 4
　　二、全国细菌耐药监测网数据的二次分析 …………………… 5
　　三、中国细菌耐药监测网数据的二次分析 …………………… 7
第二章　我国抗菌药物管理政策分析报告 ……………………… 11
　　一、我国抗菌药物临床应用管理的规范 ……………………… 12
　　二、抗菌药物临床应用管理的贯彻活动 ……………………… 14
　　三、医疗机构抗菌药物临床应用管理技术支撑体系建设 …… 20
　　四、抗菌药物临床应用培训与能力建设 ……………………… 23

第二部分　实践与经验 …………………………………………… 25

第三章　安徽医科大学第一附属医院实践经验 ………………… 27
　　一、医院基本情况介绍 ………………………………………… 28
　　二、医院抗菌药物管理体系建设现状 ………………………… 30
　　三、医院抗菌药物管理体系建设模式和管理机制 …………… 32
　　四、感染性疾病科细菌及真菌感染亚专科建设发展经验 …… 33
第四章　复旦大学附属中山医院实践经验 ……………………… 35
　　一、医院及感染性疾病科基本情况介绍 ……………………… 36
　　二、医院抗菌药物管理体系建设模式和管理机制 …………… 36
　　三、感染性疾病科发展建设经验 ……………………………… 38
第五章　福建省泉州市第一医院实践经验 ……………………… 39
　　一、医院基本情况介绍 ………………………………………… 40
　　二、医院抗菌药物管理体系建设现状 ………………………… 41
　　三、医院抗菌药物管理体系建设模式和管理机制 …………… 42
　　四、感染性疾病科发展建设经验 ……………………………… 43

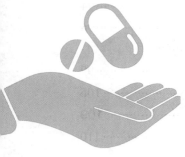

第六章 浙江省丽水市人民医院实践经验 ·············· 45

一、医院基本情况介绍 ·············· 46

二、医院抗菌药物管理体系建设现状 ·············· 48

三、医院抗菌药物管理体系建设模式和管理机制 ·············· 49

四、感染性疾病科发展建设经验 ·············· 50

第三部分 "培元"计划专题报告 ·············· **51**

第七章 细菌真菌感染诊治能力培训效果的调查与评估报告 ·············· 53

一、"培元"项目对二级以上综合医院细菌真菌感染诊治能力的提升作用 ·············· 54

二、"培元"项目对学员个人细菌真菌感染诊治能力提升的促进作用 ·············· 55

三、感染性疾病科及其门诊建设的地区分布 ·············· 58

第四部分 专题实地调研报告 ·············· **61**

第八章 广东省专题调研报告 ·············· **63**

一、调研单位简介 ·············· 64

二、调研单位细菌真菌感染诊治能力建设的成绩与困境 ·············· 66

三、调研单位细菌真菌感染诊治能力建设的相关问题分析——基于
"整合系统资源、提升系统绩效"的视角 ·············· 70

四、总结 ·············· 77

第九章 四川省专题调研报告 ·············· **79**

一、调研单位简介 ·············· 80

二、调研单位细菌真菌感染诊治体系的学科发展及人才队伍建设现状 ·············· 81

三、调研单位抗菌药物管理体系建设现状 ·············· 82

四、调研单位细菌真菌感染诊治能力建设和抗菌药物应用管理效果 ·············· 83

五、细菌真菌感染诊治体系的系统结构和资源配置分析 ·············· 85

六、讨论 ·············· 90

七、总结 ·············· 91

第十章 安徽省专题调研报告 ·············· **93**

一、调研单位简介 ·············· 94

二、调研单位细菌真菌感染诊治体系能力建设的成绩和困境 ·············· 96

三、国家宏观政策、医院中观管理和科室微观运行三个层次问题的
凝练与分析 ·············· 99

四、总结 ·············· 106

第十一章 福建省专题调研报告 ·············· **109**

一、调研单位简介 ·············· 110

二、调研单位细菌真菌感染诊治体系的学科发展及人才队伍建设现状 ········ 111

三、调研单位细菌真菌感染多学科诊疗模式建设现状 ················ 112

四、调研单位细菌真菌诊疗感染能力建设和抗菌药物应用管理效果 ·········· 113

五、细菌真菌感染诊治体系的系统结构及控制机制分析 ············ 114

六、讨论 ·· 120

七、总结 ·· 121

第十二章　黑龙江省专题调研报告 ································ 123

一、调研单位简介 ······································ 124

二、调研单位细菌真菌感染诊治体系的学科发展及人才队伍建设现状 ········ 125

三、调研单位抗菌药物管理体系建设现状 ················ 126

四、调研单位抗菌药物管理体系的反馈回路及控制机制分析 ·········· 128

五、讨论 ·· 132

第十三章　专题实地调研比较研究与总结报告 ···················· 135

一、基于"三力模型"的分析框架 ························ 136

二、安徽省、广东省、四川省、福建省四省细菌真菌感染诊治能力
建设现状 ·· 137

三、全国二级以上综合医院细菌真菌感染诊治能力建设现状 ·········· 142

四、成本倒挂问题 ······································ 144

五、解决方案 ·· 145

第一部分
形势与政策

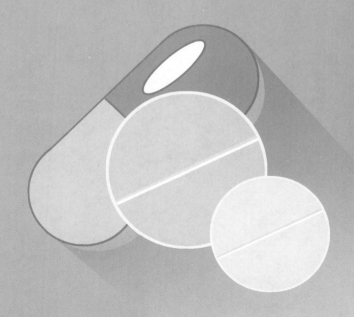

第一章

我国抗菌药物使用、细菌耐药现状的研究报告

◀ **内容提要** ▶

　　本部分内容通过对全国合理用药监测网、全国细菌耐药监测网及中国细菌耐药监测网相关数据进行再次统计与可视化分析，研究我国抗菌药物使用和细菌耐药情况。从 2011 年至今,我国抗菌药物用药金额呈现逐年增加趋势,但其占西药总金额比例呈现逐年减少趋势，其中全国抗菌药物临床应用专项整治活动作用显著。然而，细菌耐药形势越来越严峻，尤其是儿童群体耐药问题日益凸显，并且，我国的细菌耐药问题存在着明显的地区差异。由于近年来碳青霉烯类抗菌药物临床使用量和使用强度逐年增加，因此鲍曼不动杆菌、铜绿假单胞菌以及肺炎克雷伯菌对碳青霉烯类的耐药情况比较显著。

2004 年 9 月，由复旦大学附属华山医院抗生素研究所汪复教授联合国内已开展细菌耐药性监测工作多年的 8 所医院，共同组建"CHINET 中国细菌耐药监测网"（China Antimicrobial Surveillance Network，CHINET）。目前该监测网成员单位包含来自全国 28 个省、市或自治区的 39 所医院，其中综合性医院 34 所，儿童专科医院 5 所；三级医院 35 所，二级医院 4 所。

2005 年 8 月，卫生部、国家中医药管理局和总后卫生部联合印发《关于建立抗菌药物临床应用和细菌耐药监测网的通知》（卫办医发 [2005]176 号），建立了全国"抗菌药物临床应用监测网"和"细菌耐药监测网"（CARSS）。

2008 年，上海市正式成立"上海市细菌耐药监测网"。2017 年 5 月，该监测网更名为"上海市细菌真菌耐药监测网"，下设细菌耐药监测工作组和真菌耐药监测工作组，分别由华山医院抗生素研究所和同济大学附属东方医院具体负责相应工作组监测网络的日常运行，这是我国第一个同时覆盖细菌和真菌耐药监测工作的省级监测网络。

2014 年，世界卫生组织发布首个有关抗菌药物耐药的全球性监测报告——《抗生素耐药：全球监测报告 2014》，自此抗菌药物耐药问题在世界范围内被推向新的高度。

本文拟通过文献检索、数据查找等方式收集近几年我国抗菌药物使用和耐药的相关数据（二手数据），通过对这些数据进行二次分析和可视化，研究近年我国抗菌药物应用的相关情况。

一、全国合理用药监测网数据的二次分析

本部分内容的数据来源是 2016—2018 年《国家医疗服务与质量安全报告》中有关"全国合理用药监测网"统计报告的二手数据。截至 2018 年年底，全国合理用药检测网已经覆盖 30 个省份 1501 家监测点医院，占全国公立医院总数的 18.52%。

1. 全国全身用抗感染药用药规模与趋势分析

2012—2017 年，全身用抗感染用药金额呈现逐年增加趋势，但其占西药总金额比例呈现逐渐减少趋势，如表 1-1 所示。

表 1-1　2012—2017 年全身用抗感染用药金额数量及其占西药总金额比例

年份	全身用抗感染药金额（亿元）	西药总金额（亿元）	全身用抗感染药金额占西药总金额比例（%）
2012	359.61	1882.77	19.100 049 4
2013	378.33	2125.45	17.799 995 3
2014	408.63	2321.76	17.600 010 34
2015	496.9	2867.09	17.331 161 56
2016	535.21	3137.75	17.057 126 92
2017	553.24	3265.64	16.941 242 76

从表 1-1 不难看出，全身用抗感染用药金额和西药总金额逐年增加，但是西药总金额增长速度超过全身用抗感染用药金额，导致这两个指标逐年增加的原因是一系列的，包括通货膨胀、医疗技术提升等原因。虽然全身用抗感染用药金额逐年增加，但是其占西药总金额比例却是逐年减少的，这在一定程度上说明，我国自 2011 年开始开展全国抗菌药物临床应用专项整治活动以来，在遏制抗菌药物的不合理使用方面取得了较为显著的成果。

2. 全国抗菌药物临床用药监测与分析

《2018 年国家卫生服务与质量安全报告》中汇总了 2010—2017 年相同样本医院数据，发现 8 年中抗菌药物用药金额从 234.88 亿元（2010 年）逐渐增长至 304.83 亿元（2017 年），占西药总金额比例逐年下降，由 24.50%（2010 年）逐渐减少至 13.76%（2017年），累积下降了 10.74 个百分点，如图 1-1 所示。

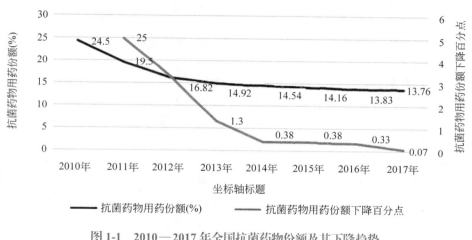

图 1-1　2010—2017 年全国抗菌药物份额及其下降趋势

3. 抗菌药物重点药品监测与分析

2015—2017 年，抗菌药物临床用药金额排序前 20 位的重点药品，主要分布在 4 个亚类中，分别为头孢菌素及其他 β - 内酰胺类药物、青霉素类药物、喹诺酮类药物及抗真菌药物，均为消耗量大、金额高的药品，3 年间其用药金额占抗菌药物总金额的比例分别为 59.59%、60.54%、61.34%。

二、全国细菌耐药监测网数据的二次分析

本部分内容的数据来源为全国细菌耐药监测网（CARSS）公布的《2017 年全国细菌耐药监测报告》，我们对《2017 年全国细菌耐药监测报告》中与细菌耐药相关的数据进行引用和二次分析。

该报告包含 2016 年 10 月至 2017 年 9 月的监测数据，全国细菌耐药监测网成员单位中上报数据医院共 1401 所，上报数据的成员单位中二级医院 379 所，三级医院 1022 所。经过数据审核，纳入数据分析的医院共有 1307 所，其中二级医院 336 所，占 25.7%，三级医院 971 所，占 74.3%。

1. 耐药类型及其分布情况

抗菌药物敏感性判断采用 CLSI2016 标准。表 1-2 是全国及各省、自治区及直辖市耐药类型及其分布情况数据的汇总分析，结果如下：

表 1-2　耐药类型分型及耐药率分布情况

耐药类型	全国平均耐药率（%）	总体水平评价	最高耐药省	最低耐药省或地区
甲氧西林耐药金黄色葡萄球菌（MRSA）	32.2	地区间有一定的差别	西藏（52%）	山西（16.6%）
甲氧西林耐药凝固酶阴性葡萄球菌（MRCNS）	76.0	地区间有一定的差别	西藏（84.5%）	宁夏（56.9%）
粪肠球菌对万古霉素耐药	0.4	较低水平	河北（1.2%）	宁夏、青海（0）
屎肠球菌对万古霉素耐药	1.4	地区间差别较大	北京（6.8%）	青海（0）
肺炎链球菌对青霉素耐药	2.7	地区间差别较大	辽宁（10.7%）	内蒙古（0）
肺炎链球菌对红霉素耐药	95.0	较高水平	江苏（98.5%）	新疆（80.2%）
大肠埃希菌对第三代头孢菌素耐药	54.2	相对较高水平	河南（64.9%）	天津（45.8%）
大肠埃希菌对碳青霉烯类耐药	1.5	较低水平	辽宁（2.8%）	西藏（0.3%）
大肠埃希菌对喹诺酮类耐药	51.0	相对较高水平	辽宁（64.1%）	重庆（42.6%）
肺炎克雷伯菌对第三代头孢菌素耐药	33.0	地区间差别较大	河南（53.8%）	青海（14.1%）
肺炎克雷伯菌对碳青霉烯类耐药	9.0	缓慢上升	上海（26.9%）	青海（0.3%）
铜绿假单胞菌对碳青霉烯类耐药	20.7	（—）	辽宁（30.2%）	宁夏（8.7%）
鲍曼不动杆菌对碳青霉烯类耐药	56.1	（—）	河南（80.4%）	青海（23.3%）

从表 1-2 可知，较为重要的耐药病原菌检出率的地域分布具有一定规律。在各种耐药菌检出率排名前三位地区中，辽宁省，河南省和上海市出现次数最多。其中，辽宁省出现 8 次，辽宁省青霉素耐药的肺炎链球菌、碳青霉烯类耐药的铜绿假单胞菌、喹诺酮类耐药的大肠埃希菌、碳青霉烯类耐药的大肠埃希菌检出率均排名全国第一，万古霉素耐药的粪肠球菌及屎肠球菌、碳青霉烯类耐药的鲍曼不动杆菌及第三代头孢菌素耐药的肺炎克雷伯菌的检出率均排名全国第三；上海市和河南省分别有 6 项及 5 项指标排名进入全国前三名，其中碳青霉烯类及第三代头孢菌素耐药的肺炎克雷伯菌的检出率都排在前两名。各项耐药率排名后三位的地区中，出现次数最多的地区为青海省，共出现 8 次，其次为宁夏回族自治区出现 7 次。

2. 临床常见耐药细菌的比较分析

《2017年全国细菌耐药监测报告》对不同等级医院、不同年龄段人群的临床常见细菌耐药性进行了分层统计和对比分析，其结果如下：

（1）不同等级医院的耐药菌检出率分析：①全国三级医院除万古霉素耐药的粪肠球菌（VREA）、万古霉素耐药的屎肠球菌（VREM）及霉素耐药的肺炎链球菌（PRSP）的检出率低于全国二级医院外，其余常见耐药细菌的检出率均高于全国二级医院。②儿童医院（含妇幼保健院）的头孢噻肟或头孢曲松耐药的肺炎克雷伯菌（CTX/CRO-R-KPN）的检出率为53.4%，远高于三级医院的34.2%和二级医院的24.4%；儿童医院（含妇幼保健院）的碳青霉烯类耐药的肺炎克雷伯菌（CR-KPN）为13.4%，也高于三级医院的9.5%和二级医院的4.6%。

（2）不同年龄段人群常见耐药菌的检出率分析：全国儿童（≤14岁）头孢噻肟或头孢曲松耐药的大肠埃希菌（CTX/CRO-R-KPN）、碳青霉烯类耐药的大肠埃希菌（CR-ECO）及红霉素耐药的肺炎链球菌（ERSP）的检出率高于成人。

3. 重要耐药细菌的变迁分析

（1）碳青霉烯类耐药肺炎克雷伯菌（CR-KPN）检出率近五年持续上升，从2013年的4.9%上升至2017年的9.0%。

（2）甲氧西林耐药金黄色葡萄球菌（MRSA）检出率近五年呈现缓慢下降趋势，从2013年的35.7%逐步下降至2017年的32.2%。

（3）2017年，青霉素耐药肺炎链球菌（PRSP）和万古霉素耐药屎肠球菌（VREM）检出率分别为2.7%和1.4%，与2016年相比略有下降，碳青霉烯类耐药大肠埃希菌（CR-ECO）检出率为1.5%，与2016年相同，三项指标近五年一直都维持在较低水平。

小结

由于国家对于医疗机构抗菌药物临床合理应用政策、加强医院感染控制（简称：感控）方面的工作效果显著，大肠埃希菌对第三代头孢菌素的耐药率呈明显下降趋势，但是大肠埃希菌对喹诺酮类耐药率总体仍然处于较高水平，地区间有一定差异。碳青霉烯类抗菌药物临床使用量和使用强度逐年增加，鲍曼不动杆菌、铜绿假单胞菌以及肺炎克雷伯菌对碳青霉烯类的耐药率也呈现明显上升趋势。最为关键的是，儿童群体耐药问题日益凸显，形势日益紧张，因此无论是国家宏观政策还是医院专业技术支撑方面，必须对儿童群体耐药问题引起重视和警觉。

三、中国细菌耐药监测网数据的二次分析

本部分内容引用了发表于《中国感染与化疗杂志》2020 年 1 月 20 日第 20 卷第 1 期和 2020 年 5 月 20 日第 20 卷第 3 期的题为《2018 年 CHINET 中国细菌耐药性监测》和《2019 年 CHINET 三级医院细菌耐药监测》论著的相关数据，旨在借用中国细菌耐药监测网（CHINET）数据中 2018 年和 2019 年的相关数据对我国当前的细菌（真菌）耐药问题进行挖掘。

上述文章分别收集了 2018 年国内主要地区 44 所医院的临床分离株 244 843 株和 2019 年国内主要地区 36 所三级医院（30 所综合性医院和 6 所儿童专科医院）的临床分离株 249 758 株，均剔除同一患者分离的重复菌株，按统一方案（2018 年美国临床和实验室标准化协会推荐的药敏试验方法）进行细菌对抗菌药物的敏感性试验，剔除非无菌体液标本分离的凝固酶阴性葡萄球菌和草绿色链球菌。

表 1-3、表 1-4 分别为 2018 年 CHINET 中国细菌耐药性监测数据汇总和 2019 年 CHINET 三级医院细菌耐药监测数据汇总，检出率越高意味着耐药情况越严重。由表 1-3 可知，葡萄球菌属对甲氧西林耐药情况较为严重，特别是凝固酶阴性葡萄球菌对甲氧西林的耐药情况较为显著。表 1-4 数据反映的 2019 年全国主要地区三级医院的耐药情况大体上与表 1-3 反映的情况一致。

表 1-3　2018 年 CHINET 中国细菌耐药性监测

菌　　属	耐药类型	检出率（%）
葡萄球菌属	金葡菌中甲氧西林耐药（MRSA）	34.0
	凝固酶阴性葡萄球菌中甲氧西林（MRCNS）	78.9
肠球菌属	粪肠球菌对呋喃妥因	2.1
	粪肠球菌对磷霉素	4.5
	粪肠球菌对氨苄西林	4.0
链球菌属	肺炎球菌中青霉素敏感（PSSP）	24.2
	肺炎球菌中中介（PISP）	51.6
	肺炎球菌中耐药株（PRSP）	24.2
肠杆菌科细菌	克雷伯菌属细菌对亚胺培南	25.0
	克雷伯菌属细菌对美罗培南	26.3
不发酵革兰阴性杆菌	铜绿假单胞菌对亚胺培南	30.7
	铜绿假单胞菌对美罗培南	25.8
流感嗜血杆菌	流感嗜血杆菌对氨苄西林	50.0

表 1-4　2019 年 CHINET 三级医院细菌耐药监测

菌　属	耐　药　类　型	检出率（％）
葡萄球菌属	金葡菌中甲氧西林耐药（MRSA）	31.4
	凝固酶阴性葡萄球菌中甲氧西林（MRCNS）	82.4
	其他葡萄球菌属细菌中甲氧西林耐药凝固酶阴性葡萄球菌（MRCNS）	77.9
肠球菌属	粪肠球菌对呋喃妥因	1.9
	粪肠球菌对磷霉素	4.2
	粪肠球菌对氨苄西林	3.0
链球菌属	肺炎球菌中青霉素敏感（PSSP）	95.2
	肺炎球菌中中介（PISP）	4.1
	肺炎球菌中耐药株（PRSP）	0.7
肠杆菌科细菌	克雷伯菌属细菌对亚胺培南	24.5

总结

　　目前分离的菌株对于常见的抗菌药物的耐药形势依然非常严峻，特别是碳青霉烯类抗菌药物的耐药问题比较突出。

参考文献

[1] 国家卫生和计划生育委员会 .2016 年国家医疗服务与质量安全报告 [M]. 人民卫生出版社 : 北京，2017:396-415.

[2] 国家卫生健康委员会 .2017 年国家医疗服务与质量安全报告 [M]. 科学技术文献出版社 : 北京，2018:471-505.

[3] 国家卫生健康委员会 .2018 年国家医疗服务与质量安全报告 [M]. 科学技术文献出版社 : 北京，2019:471-505.

[4] 国家卫生计生委合理用药专家委员会 .2017 年全国细菌耐药监测报告 [R]. 北京 : 全国细菌耐药监测网 ,2017.

[5] 胡付品，郭燕，朱德妹，等 .2018 年 CHINET 中国细菌耐药性监测 [J]. 中国感染与化疗杂志，2020,20（1）:1-10.

[6] 胡付品，郭燕，朱德妹，等 .2019 年 CHINET 三级医院细菌耐药监测 [J]. 中国感染与化疗杂志，2020,20（3）:233-243.

第二章

我国抗菌药物管理政策分析报告

内容提要

面对国际和国内日益严重的细菌真菌耐药形势，我国政府高度关注该问题，陆续出台了一系列规范抗菌药物临床应用以及加强细菌真菌感染诊治能力的相关政策和部门规章。我国抗菌药物临床应用管理的贯彻活动经历了框架搭建阶段（2004—2009年）、加速落实阶段（2010—2013年）以及综合管控阶段（2014年至今）等三个阶段，提出了分级管理的原则，并逐渐从行为管控到综合管控，最后发展至当下的多学科诊疗模式。我国医疗机构抗菌药物临床应用管理技术支撑体系建设也经历了抗菌药物临床应用管理提出、感染性疾病科职责加强和多学科模式提出等三个阶段，特别是原国家卫生和计划生育委员会（简称卫计委）办公厅发布的《关于提高二级以上综合医院细菌真菌感染诊治能力的通知》（国卫办医函[2016]1281号）提出全国二级以上综合医院在2020年以前建设以细菌真菌为主要诊治疾病的感染性疾病科的目标，并提出了加强细菌真菌感染诊治体系建设、落实感染性疾病科感染病诊疗和抗菌药物应用管理职责、加强感染性疾病科人员配备、加大相关学科建设力度及推行细菌真菌感染多学科诊疗模式等五项要求。细菌真菌诊治能力和抗菌药物临床应用能力建设是抗菌药物临床应用管理工作的重要组成部分，除医院自身开展的培训外，细菌真菌感染诊治培训项目（"培元"计划）等组成的"培立方"培训项目是目前最为重要的抗菌药物临床应用能力培训项目。

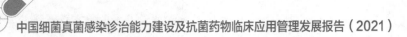

当前，细菌耐药已成为全球公共健康领域的重大挑战，也是各国政府和社会广泛关注的世界性问题。在 2016 年召开的 G20 杭州峰会上，细菌耐药问题被列入主要议题，并写入最后公报；在 2016 年第 71 届联合国大会上，世界各国对细菌耐药问题进行了讨论，成为联合国大会有史以来讨论的第四个卫生议题。细菌耐药问题已经从卫生领域扩大到了政治、经济领域。我国政府历来重视抗菌药物临床应用管理① 工作，特别是自 2003 年"非典型病原体肺炎"疫情暴发以来，相继发布了《抗菌药物临床应用管理办法》等多部专门规章规范抗菌药物临床应用管理，颁布《抗菌药物临床应用指导原则》等技术规范作为临床应用抗菌药物的指南，建立抗菌药物临床应用相关监测网络，并开展抗菌药物临床应用的专项整治工作。

一、我国抗菌药物临床应用管理的规范

（一）政策规范

抗菌药物临床应用管理通常依据的政策规范主要是《医疗机构药事管理规定》《抗菌药物临床应用管理办法》《处方管理办法》《医院处方点评管理规范（试行）》及《处方审核规范（2018）》等。

1. 药品管理和药事管理

《医疗机构药事管理规定》中规定二级以上医院应当设立药事管理与药物治疗学委员会，由具有高级技术职务任职资格的药学、临床医学、护理和医院感染管理、医疗行政管理等人员组成。2011 年修订版中还在第三章"应用管理"中加入了"医疗机构应当依据国家基本药物制度，抗菌药物临床应用指导原则和中成药临床应用指导原则，制定本机构基本药物临床应用管理办法，建立并落实抗菌药物临床应用分级管理制度"，而在 2002 年医疗机构药事管理暂行规定中并没有此规定。

2. 处方管理

处方管理是临床用药管理的重要措施，2010 年版《医院处方点评管理规范》和 2018 年版《医疗机构处方审核规范》中都要求抗菌药物处方要符合抗菌药物管理的相关规定，而更早于 2006 年通过的《处方管理办法》中并没有抗菌药物临床应用的相关条文，仅在附件处方评价表中有抗菌药的相关指标。

---

① 抗菌药物是指治疗细菌、支原体、衣原体、立克次体、螺旋体、真菌等病原微生物所致感染性疾病病原的药物，不包括治疗结核病、寄生虫病和各种病毒所致感染性疾病的药物以及具有抗菌作用的中药制剂。（抗菌药物临床应用管理办法）临床应用管理是对医疗机构临床诊断、预防和治疗疾病用药全过程实施监督管理。（药事管理规定）

2010 年版《医院处方点评管理规范》在专项处方点评中规定，"三级以上医院应当逐步建立健全专项处方点评制度。专项处方点评是医院根据药事管理和药物临床应用管理的现状和存在的问题，确定点评的范围和内容，对特定的药物或特定疾病的药物（包括抗菌药物）使用情况进行的处方点评"。在不规范处方判定条件中第十四条规定"医师未按照抗菌药物临床应用管理规定开具抗菌药物处方的"属于不规范处方。2018 年发布的《医疗机构处方审核规范》在审核内容的合法性审核第三条包括"抗菌药物等药品处方，是否由具有相应处方权的医师开具"。规范性审核第四条"条目是否规范中"第 6 款规定"普通药品处方量及处方效期符合《处方管理办法》的规定，抗菌药物等的使用符合相关管理规定。"

3. 抗菌药物临床应用管理办法

2012 年发布的《抗菌药物临床应用管理办法》是抗菌药物临床应用管理的专门性部门规章。办法分为总则、组织机构和职责、抗菌药物临床应用管理、监督管理、法律责任、附则共 6 章。在总则中规定了抗菌药物临床应用实行分级管理。抗菌药物分级管理目录由各省级卫生行政部门制定，报卫生部备案；组织机构和职责中规定，抗菌药物管理的组织由医疗机构负责人、抗菌药物管理工作机构或者配备专（兼）职人员、感染性疾病科、抗菌药物等相关专业的临床药师、临床微生物室组成。医疗机构应当建立本机构抗菌药物管理工作制度；抗菌药物临床应用管理中规定了医疗机构应当执行法律法规要求，制定抗菌药物供应目录并加强管理（16、17、18、19、20）、加强抗菌药物采购管理（21、22、23 遴选和评估）、执行分级管理（24 医务人员权限、25 培训考核要求、26、27、28、29）、开展抗菌药物相关监测和管理（临床应用监测、微生物标本检测、细菌耐药监测、抗菌药物临床应用排名、公示和报告、充分利用信息化手段、异常调查处理）、加强销售行为管理；监督管理规定了卫生行政部门对抗菌药物应当开展的监督检查。

（二）技术规范

《国家处方集》《抗菌药物临床应用指导原则》和《国家抗微生物治疗指南》是国家权威的抗菌药物技术规范，其中《抗菌药物临床应用指导原则》是抗菌药物临床应用最重要的技术文件，于 2004 年首次发布，是最早有关抗菌药物临床应用管理的文件。在 2004 年版首次提出了"抗菌药物临床应用管理"并确定了抗菌药物实行分级管理的原则，强调加强病原微生物检测和加强临床用药的监督管理。2015 年修订版中，除了分级管理外，还根据之前的抗菌药物管理相关文件增加了大量抗菌药物临床应用管理的手段，包括建立抗菌药物临床应用管理体系、预防医院感染、加强培训评估和督查等。

综上所述，我国政府对于抗菌药物临床应用管理出台的规范主要包括政策规范和技术规范两大方面，表 2-1 对我国抗菌药物临床应用管理规范的主要内容进行简要汇总与比较，选取的规范分别是《抗菌药物应用指导原则》（2004）、《临床应用管理办法》（2012）以及《抗菌药物临床应用指导原则》（2015）。

表 2-1 抗菌药物临床应用管理规范的主要内容汇总与比较

规范	主要内容	抗菌药物临床应用管理内容
2004 抗菌药物应用指导原则	①临床应用基本原则；②抗菌药物临床应用管理；③各类抗菌药物适应证和注意事项；④各类细菌性感染治疗	①抗菌药物实行分级管理：分级原则（非限制使用、限制使用、特殊使用）、分级管理办法（分级使用）；②病原微生物检测：重视病原微生物检测工作；③管理与监督：制定制度、药事管理规定，完善药事委员会、加强合理用药
2012 临床应用管理办法	①总则；②组织机构和职责；③抗菌药物临床应用管理；④监督管理；⑤法律责任；⑥附则	①医疗机构应该执行法律；②制定抗菌药物供应目录并加强管理（16、17、18、19、20）；③抗菌药物采购（21、22、23 遴选和评估）；④执行分级管理（24 医务人员权限、25 培训考核要求、26、27、28、29）；⑤开展抗菌药物相关监测和管理（临床应用监测、微生物标本检测、细菌耐药监测、抗菌药物临床应用排名、公示和报告、充分利用信息化手段、异常调查处理）；⑥销售行为管理
2015 抗菌药物临床应用指导原则	①临床应用基本原则；②抗菌药物临床应用管理；③各类抗菌药物适应证和注意事项；④各类细菌性感染治疗	①建立抗菌药物临床应用管理体系：设立抗菌药物管理工作组、建设抗菌药物临床应用管理专业技术团队、制定抗菌药物供应目录和处方集、制定感染性疾病诊治指南、抗菌药物临床应用监测、信息化管理；②分级管理：分级原则、目录制定、处方权限与临床使用；③病原微生物检测：病原微生物检测、细菌耐药监测；④预防医院感染；⑤培训评估和督查：加强培训、评估使用合理性、反馈与干预、加强监督检查

二、抗菌药物临床应用管理的贯彻活动

2003 年暴发的"非典型病原体肺炎"（简称"非典"）疫情给我国公共卫生体系和细菌真菌耐药防控体系带来巨大压力，同时也促进了我国抗菌药物临床应用管理工作的发展。自此以后，由于相关政策的出台，我国抗菌药物临床应用管理开始加速。从 2004 年至今，以卫生健康行政部门为代表的相关部门十分重视抗菌药物临床应用管理工作，出台一系列政策文件，相关政策文件基本情况的汇总见表 2-2。

表 2-2 我国抗菌药物临床应用管理政策文件基本情况的汇总

日 期	发文机构	文件名	文 号
2004 年 8 月 19 日	卫生部等 3 部委	关于施行《抗菌药物临床应用指导原则》的通知	卫医发 [2004]285 号
2004 年 9 月 3 日	卫生部	关于二级以上综合医院感染性疾病科建设的通知	卫医发 [2004]292 号

续表

日 期	发 文 机 构	文 件 名	文 号
2005 年 11 月 29 日	卫生部办公厅等 3 部委	关于建立抗菌药物临床应用及细菌耐药监测网的通知	卫办医发 [2005] 176 号
2006 年 7 月 7 日	卫生部办公厅	关于进一步做好抗菌药物临床应用和细菌耐药监测工作的通知	卫办医发 [2006] 133 号
2008 年 3 月 19 日	卫生部办公厅	关于进一步加强抗菌药物临床应用管理的通知	卫办医发 [2008] 48 号
2009 年 3 月 23 日	卫生部办公厅	关于抗菌药物临床应用管理有关问题的通知	卫办医政发 [2009] 38 号
2010 年 12 月 15 日	卫生部等 4 部委	关于印发《全国抗菌药物联合整治工作方案》的通知	卫医政发 [2010] 111 号
2011 年 4 月 18 日	卫生部办公厅	关于做好全国抗菌药物临床应用专项整治活动的通知	卫办医政发 [2011] 56 号
2012 年 3 月 5 日	卫生部办公厅	关于继续深入开展全国抗菌药物临床应用专项整治活动的通知	卫办医政发 [2012] 32 号
2012 年 4 月 24 日	卫生部	抗菌药物临床应用管理办法	卫生部令第 84 号
2012 年 6 月 1 日	卫生部	关于加强抗菌药物临床应用和细菌耐药监测工作的通知	卫办医政发 [2012] 72 号
2013 年 5 月 6 日	国家卫计委办公厅	关于进一步开展全国抗菌药物临床应用专项整治活动的通知	卫办医政发 [2013] 37 号
2014 年 4 月 14 日	国家卫计委办公厅	关于做好 2014 年抗菌药物临床应用管理工作的通知	国卫办医函 [2014] 300 号
2015 年 7 月 24 日	国家卫计委办公厅等 2 部委	关于进一步加强抗菌药物临床应用管理工作的通知	国卫办医发 [2015] 42 号
2015 年 7 月 24 日	国家卫计委办公厅等 3 部委	关于印发抗菌药物临床应用指导原则（2015 年版）的通知	国卫办医发 [2015] 43 号
2016 年 8 月 5 日	国家卫计委等 14 部委	关于印发遏制细菌耐药国家行动计划（2016—2020 年）的通知	国卫医发 [2016] 43 号
2016 年 11 月 29 日	国家卫计委办公厅	关于提高二级以上综合医完细菌真菌感染诊疗能力的通知	国卫办医函 [2016] 1281 号
2017 年 1 月 4 日	国家卫计委办公厅	关于成立抗菌药物临床应用与细菌耐药评价专家委员会的通知	国卫办医函 [2017] 15 号
2017 年 2 月 27 日	国家卫计委办公厅	关于进一步加强抗菌药物临床应用管理遏制细菌耐药的通知	国卫办医发 [2017] 10 号
2018 年 5 月 9 日	国家卫健委办公厅	关于持续做好抗菌药物临床应用管理有关工作的通知	国卫办医发 [2018] 9 号
2019 年 3 月 29 日	国家卫健委办公厅	关于持续做好抗菌药物临床应用管理工作的通知	国卫办医发 [2019] 12 号
2020 年 6 月 8 日	国家卫健委办公厅	关于持续做好抗菌药物临床应用管理工作的通知	国卫办医发 [2020] 8 号

　　从 2004 年至今，我国抗菌药物临床应用管理工作大致可以分为以下三个阶段：框架搭建阶段（2004—2009 年）、加速落实阶段（2010—2013 年）以及综合管控阶段（2014 年至今）。下文将按照此三个阶段，对我国抗菌药物临床应用管理工作的政策体系建设进行详细的论述。

（一）框架搭建阶段（2004—2009 年）

　　在框架搭建阶段中，我国完善了抗菌药物临床应用管理的组织体系、制定了抗菌药物临床应用的技术规范、建立了抗菌药物临床应用的监测网络。通过此三方面的行动和努力，我国抗菌药物临床应用管理的模式初具雏形。在组织体系建设方面，原卫生部于 2004 年颁布了《关于二级以上综合医院感染性疾病科建设的通知》，要求二级以上综合医院在 2004 年 10 月底前建立感染性疾病科。在技术规范建设方面，原卫生部等 3 部委发布了《抗菌药物临床应用指导原则》，并于 2008 年和 2009 年发文强化以推动《抗菌药物临床应用指导原则》相关规定的落地。在监测体系建设方面，原卫生部办公厅等 3 部门发布了《卫生部办公厅、国家中医药管理局办公室、总后卫生部关于建立抗菌药物临床应用及细菌耐药监测网的通知》，启动并推动了"抗菌药物临床应用监测"和"细菌耐药监测网建立"。

　　在此阶段中，《抗菌药物临床应用指导原则》首次提出了分级管理的原则，对我国抗菌药物临床应用管理具有重要意义。针对抗菌药物临床应用指导原则在临床工作中发现的问题，2008 年，卫生部办公厅《关于进一步加强抗菌药物临床应用管理的通知》，2009 年，卫生部办公厅《关于抗菌药物临床应用管理有关问题的通知》专门加以落实。虽然《抗菌药物临床应用指导原则》对于抗菌药物临床应用管理提出了一系列规定，但是其中主要是落实分级管理模式的规定，对于抗菌药物临床应用管理的其他规定较少，且没有具体的落实手段和方式。在组织体系建设方面，《抗菌药物临床应用指导原则》仅仅强调了加强药事管理委员会的作用，并没有对建立抗菌药物管理专门体系进行相关规定。

（二）加速落实阶段（2010—2013 年）

　　2010 年，卫生部等 4 部委联合发布了《卫生部、国家食品药品监督管理局、工业和信息化部、农业部关于印发〈全国抗菌药物联合整治工作方案〉的通知》。从 2011 年开始，卫生部连续四年开展了抗菌药物临床应用专项整治。2012 年《抗菌药物临床应用管理办法》的发布，标志着我国抗菌药物临床应用管理有了独立、完整、规范的依据，抗菌药物临床应用管理进入全面开展阶段。

　　这一时期的抗菌药物应用管理，其内涵除了临床应用技术规范和分级管理的落实外，抗菌药物临床应用行为管控成为该时期抗菌药物临床应用管理的重点。2010 年，

4 部委联合发文的《全国抗菌药物联合整治工作方案》提出，结合"医疗质量万里行"加强对抗菌药物临床应用的专项整治。2011 年，卫生部办公厅《关于做好全国抗菌药物临床应用专项整治活动的通知》出台，开启了抗菌药物临床应用管理专项整治活动的序幕，其中加大了对监测评估、处方点评等监测的强调，还明确提出控制使用强度，建立情况通报和诫勉谈话，以及严肃查处不合理使用等处置手段。2011—2013 年连续开展的专项整治活动也都是以此为蓝本。2012 年，《抗菌药物临床应用管理办法》出台，该文件围绕抗菌药物临床应用的"分级管理"和"行为管控"两大主线开展，一方面制定抗菌药物供应目录并加强管理、加强抗菌药物采购管理、执行分级管理等落实分级管理的要求；另一方面则主要是开展抗菌药物临床应用行为监测和管理的要求，包括临床应用监测、细菌耐药监测、抗菌药物临床应用排名、公示和报告、充分利用信息化手段、异常调查处理等。

（三）综合管控阶段（2014 年至今）

2014 年，世界卫生组织发布《控制细菌耐药全球行动计划》，倡议各国发布国家行动计划。2016 年，我国发布了国家卫生计生委等 14 部委《关于印发遏制细菌耐药国家行动计划（2016—2020 年）的通知》，抗菌药物临床应用管理上升为国家战略层面。同年，针对抗菌药物临床应用管理水平薄弱的问题，国家卫生计生委办公厅发布了《关于提高二级以上综合医院细菌真菌感染诊治能力的通知》（国卫办医函 [2016]1281 号），提出加强细菌真菌感染诊治体系建设、落实感染性疾病科感染病诊疗和抗菌药物应用管理职责、加强感染性疾病科人员配备、加大相关学科建设力度以及推行细菌真菌感染多学科诊疗模式等五项要求。

在综合管控阶段中，我国抗菌药物临床应用管理，在行为管控的基础上开始强调综合管控。另外，加强专业化管理、倡导多学科机制、加强临床应用能力建设等工作内容也成为这一时期的重点。在行为管控方面，综合管控成为工作的重点，除了设定抗菌药物临床应用管理评价指标外，2015 年还提出做好宣贯、加强医德医风建设、完善绩效分配制度等综合手段。在能力建设方面，从 2014 年开始强调提高抗菌药物临床应用管理水平，特别指出要提高二级医院和基层机构抗菌药物应用水平，首次提出抗菌药物临床应用管理的多学科合作机制。而 2018 年则明确提出，各地要转变管理思路，逐步将抗菌药物临床应用管理从"以行政部门干预为主"转变为"以多学科专业协作管理为主"。

（四）医疗机构抗菌药物临床应用管理体系总结

在上述的抗菌药物临床应用管理贯彻活动的三个阶段中，我国针对抗菌药物临床应用管理体系建设出台了一系列政策文件。表 2-3 对我国抗菌药物临床应用管理工作主要政策的相关内容进行了汇总和比较。

表 2-3　我国抗菌药物临床应用管理工作主要政策的内容汇总与比较

年度	主 要 内 容	临床应用管理内容
2008	①围术期预防应用管理；②氟喹诺酮类管理；③严格按照分级管理制度加强临床应用管理；④加强指导和监管	①药事管理委员会履行职能；②开展临床药学工作；③加强医务人员教育培训和监督；④健全分级管理制度、明确处方权限
2009	①围术期预防应用管理；②氟喹诺酮类管理；③严格按照分级管理制度加强临床应用管理；④临床微生物检测与细菌耐药监测建立预警机制	健全分级管理制度、明确处方权限
2010	卫生部抗菌药物临床应用管理：①进一步贯彻有关法律法规和规范性文件，推进合理用药；②继续加强合理用药和细菌耐药监测	①专项整治结合"医疗质量万里行"落实法律法规；②强化处方点评；③抗菌药物处方动态监测，超常预警干预；④围术期预防应用管理；⑤加强合理用药和细菌耐药监测
2011		①明确责任制；②开展基本情况调查；③建立完善技术支撑体系；④落实分级管理制度；⑤加强购用管理；⑥控制使用强度；⑦开展监测评估；⑧加强临床微生物和细菌耐药监测；⑨严格资质管理；⑩落实抗菌药物处方点评；⑪建立省级监测网；⑫建立情况通报和诫勉谈话；⑬严肃查处不合理使用
2012		①明确责任制；②开展基本情况调查；③建立完善技术支撑体系；④落实分级管理制度；⑤加强购用管理；⑥控制使用强度；⑦开展监测评估；⑧加强临床微生物和细菌耐药监测；⑨严格资质管理；⑩落实抗菌药物处方点评；⑪建立省级监测网；⑫利用信息化手段；⑬建立情况通报和诫勉谈话；⑭完善奖惩制度，严肃查处不合理使用
2013		①明确责任制；②开展基本情况调查；③建立完善技术支撑体系；④落实分级管理制度；⑤加强购用管理；⑥控制使用强度；⑦开展监测评估；⑧加强临床微生物和细菌耐药监测；⑨严格资质管理；⑩落实抗菌药物处方点评；⑪建立省级监测网；⑫利用信息化手段；⑬建立情况通报和诫勉谈话；⑭完善奖惩制度，严肃查处不合理使用；⑮加大总结宣传，营造合理使用氛围
2014	①巩固加强抗菌药物临床应用管理；②提高二级医院和基层机构抗菌药物应用水平；③加强评价	①巩固加强抗菌药物临床应用管理：落实抗菌药物管理要求、加强门急诊静脉使用管理、提高抗菌药物临床应用管理水平；②提高二级医院和基层机构抗菌药物应用水平：建立健全管理制度、提高合理应用能力、加强医务人员和患者合理用药意识、利用信息化手段；③加强评价
2015		①严格落实法规要求；②加强综合管理：做好指导原则宣贯、加强医德医风教育、完善绩效分配制度、完善管控指标；③做好处方点评；④完善基础支撑体系：加强感染性疾病科、提高微生物送检、加强药学部门、开展科普宣教、提高群众意识营造氛围；⑤开展监测；⑥加大检查指导和公示

续表

年度	主 要 内 容	临床应用管理内容
2016	①发挥联防联控履行部门职责；②加强研发力度；③供应保障；④加强抗菌药物应用和耐药控制体系建设；⑤完善监测；⑥提高专业人员防控能力；⑦加强环境污染防治；⑧加大公众宣传教育；⑨开展国际合作交流	①严格落实法律法规；②建立多学科机制、提升专业化管理水平；③开展监测；④加强能力建设；⑤改善基础环境加强医院感染管理；⑥信息化手段
2017		①重视管理工作；②严格落实各项要求：加强学科建设（抗感染专业临床药师）、严格分级管理；③加强技术支撑体系：加强感染性疾病科、临床微生物和临床药学建设建立诊疗体系、加强人员培训、结合临床路径、加强信息化建设；④加强监测与评价；⑤加强重点环节管理；⑥加强督导检查和结果运用；⑦明确责任
2018		①加快建设多学科团队：逐步转变管理模式、持续完善多学科诊疗体系、充分发挥临床微生物检验的作用；②继续加强重点环节管理：继续实施特殊使用级抗菌药物专档管理、落实目录调整备案要求、落实分级和权限管理、加强规范使用管理；③加强儿童等重点人群管理：加强儿童、加强老年、孕产妇管理；④加强检测评价和公众宣传：监测结果定期通报、加强合理使用宣传；⑤加强阶段性评估

注：2008 年，卫生部办公厅《关于进一步加强抗菌药物临床应用管理的通知》

2009 年，卫生部办公厅《关于抗菌药物临床应用管理有关问题的通知》

2010 年，卫生部、国家食品药品监督管理局、工业和信息化部、农业部关于印发《全国抗菌药物联合整治工作方案》的通知

2011 年，卫生部办公厅《关于做好全国抗菌药物临床应用专项整治活动的通知》

2012 年，卫生部办公厅《关于继续深入开展全国抗菌药物临床应用专项整治活动的通知》

2013 年，国家卫生计生委办公厅《关于进一步开展全国抗菌药物临床应用专项整治活动的通知》

2014 年，国家卫生计生委办公厅《关于做好 2014 年抗菌药物临床应用管理工作的通知》

2015 年，国家卫生计生委办公厅《关于进一步加强抗菌药物临床应用管理工作的通知》

2016 年，国家卫生计生委等 14 部委《关于印发遏制细菌耐药国家行动计划（2016—2020 年）的通知》

2017 年，国家卫生计生委办公厅《关于进一步加强抗菌药物临床应用管理遏制细菌耐药的通知》

2018 年，国家卫生健康委员会办公厅《关于持续做好抗菌药物临床应用管理有关工作的通知》

回顾以上文件的要点，可以看出我国抗菌药物临床应用管理主要包括以下几个方面的内容。

1. 分级管理　包括分级目录制定、抗菌药物遴选、抗菌药物采购、处方权管理、微生物检测。

2. 行为管控

（1）监测：包括细菌耐药监测、抗菌药物临床应用和合理用药监测、处方点评、基

本情况调查、加强信息手段等。

（2）管控：包括公示排名、诫勉谈话、设定控制指标、控制使用强度等。

3. 综合管控　包括医德医风建设、完善奖惩、绩效分配、结合临床路径等。

4. 多学科专业模式　包括宣传教育、技能培训、干预指导等。

三、医疗机构抗菌药物临床应用管理技术支撑体系建设

临床应用管理的技术支撑体系是抗菌药物临床应用管理的基础。抗菌药物临床应用管理的技术支撑薄弱是我国抗菌药物临床应用长期以来的掣肘。目前已经逐步建立了以感染性疾病科为主体的涵盖感染病诊疗、疑难感染病会诊、医院感染控制、抗菌药物应用管理及继续医学教育等内容的细菌真菌感染诊治技术支撑体系。对照以上抗菌药物临床应用管理的三个阶段，我国抗菌药物临床应用技术支撑体系也经历了三个发展阶段。

（一）抗菌药物临床应用管理的提出

1. 药事委员会的作用

在抗菌药物临床应用管理提出之初，并没有对组织体系作具体规定，只提出由药事管理委员会承担抗菌药物临床应用管理的职责，主要内容是临床药学工作。2005年《抗菌药物临床应用指导原则》提出，建立和完善药事管理专业委员会，职责包括：

（1）开展合理用药培训与教育；

（2）督导本机构临床合理用药工作；

（3）定期与不定期进行监督检查，内容包括：抗菌药物使用情况调查分析，医师、药师与护理人员抗菌药物知识调查以及本机构细菌耐药趋势分析等；

（4）对不合理用药情况提出纠正与改进意见。

2008年，卫生部办公厅《关于进一步加强抗菌药物临床应用管理的通知》指出医疗机构药事管理委员会应切实履行指导本机构合理用药的工作职能，开展以合理用药为核心的临床药学工作，加强对医务人员的抗菌药物合理应用教育、培训和监督工作。

2. 感染性疾病科的建立

2003年，"非典"疫情暴发时，大量"非典"病例属于院内获得性感染，因此"非典"疫情结束后，卫生行政部门对感染性疾病越来越重视，将其作为防治传染病暴发的第一道关口，规定二级以上综合医院感染性疾病科成为加强医疗系统管理的重点。2004年卫生部颁布了《关于二级以上综合医院感染性疾病科建设的通知》，要求二级

以上综合医院在 2004 年 10 月底前建立感染性疾病科，并颁布了配套的《二级以上综合医院感染性疾病科工作制度和工作人员职责》和《感染性疾病患者就诊流程》等文件。

　　感染性疾病科由传染病科转变而来，因此在建立之初主要以收治传染病患者为主。在以上 3 个文件中，对感染性疾病科的职责着重强调的是传染性疾病的诊治，对抗菌药物临床应用和全院感染诊治的指导职责很少提及。

（二）感染性疾病科职责的加强

　　这一阶段抗菌药物临床应用管理不再仅限于药事管理委员会的职责，而是开始建立专门的抗菌药物临床应用管理组织体系。此外，感染性疾病科的职责不仅仅是传染性疾病的防控，而是成为医疗机构抗菌药物临床应用管理能力提升的依托，特别是在抗菌药物临床应用的技术指导等方面，感染性疾病科被要求发挥更大作用。

1. 抗菌药物临床应用管理体系的提出

　　2011 年专项整治活动方案中提出了医疗机构抗菌药物临床应用管理的组织体系雏形包括医疗机构负责人作为抗菌药物临床应用管理第一责任人、明确抗菌药物临床应用管理组织机构、建立健全抗菌药物临床应用管理工作制度和监督管理机制。2012 年，卫生部《抗菌药物临床应用管理办法》明确了我国医疗机构抗菌药物临床应用的组织体系，包括：①责任人：医疗机构负责人作为抗菌药物临床应用管理的第一责任人；②医疗机构抗菌药物管理工作机构或者配备专（兼）职人员：二级以上医院应当在药事管理与药物治疗学委员会下设立抗菌药物管理工作组，其他医疗机构设立抗菌药物管理工作小组或者指定专（兼）职人员，负责贯彻法规要求、制定本机构管理制度、审议抗菌药物供应目录、制定技术文件、开展监测评估、组织培训和宣教；③技术力量：感染性疾病科、抗菌药物等相关专业的临床药师、临床微生物室等。

2. 感染性疾病科职能的加强

　　感染性疾病科的职责也发生了变化，在抗菌药物临床应用管理中发挥更多指导作用。2011 年专项整治活动方案中提出"建立完善抗菌药物临床应用技术支撑体系"，要求二级以上医院设置感染性疾病科和临床微生物室，在抗菌药物临床应用中发挥重要作用，为医师提供抗菌药物临床应用相关专业培训，对临床科室抗菌药物临床应用进行技术指导，参与抗菌药物临床应用管理工作。2012 年，《抗菌药物临床应用管理办法》明确感染性疾病科主要负责对抗菌药物临床应用进行技术指导，参与抗菌药物临床应用管理工作。同时提出"卫生行政部门和医疗机构加强涉及抗菌药物临床应用管理的相关学科建设，建立专业人才培养和考核制度，充分发挥相关专业技术人员在抗菌药物临床应用管理工作中的作用。"

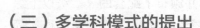

（三）多学科模式的提出

1. 感染性疾病科职能的完善

感染性疾病科被要求在抗菌药物临床应用中承担更多技术支撑作用。2015 年提出继续"完善抗菌药物合理应用技术支撑体系"，二级以上医疗机构应当加强感染性疾病科建设，不断提高细菌及真菌感染性疾病的诊治能力。感染性疾病科应当参加院内包括细菌感染在内的各类疑难感染性疾病会诊，参与医院感染控制和抗菌药物临床应用管理。

2016 年为提高细菌真菌感染诊治能力，国家卫生计划生育委员会办公厅专门下发了《关于提高二级以上综合医院细菌真菌感染诊治能力的通知》，提出了加强细菌真菌感染诊治体系的概念，同时对感染性疾病科提出了建立以收治细菌真菌感染为主要疾病的专门病区，并在抗菌和药物管理中承担更多的技术支撑作用。具体要求：①加强细菌真菌感染诊治体系建设。要加强感染性疾病科内涵建设，逐步建立以感染性疾病科为主体的涵盖感染病诊疗、疑难感染病会诊、医院感染控制、抗菌药物应用管理及继续医学教育等内容的细菌真菌感染诊治体系。②落实感染性疾病科感染病诊疗和抗菌药物应用管理职责。二级以上综合医院感染性疾病科要在 2020 年以前设立以收治细菌真菌感染为主要疾病的感染病区或医疗组。感染性疾病科要承担院内外各类疑难感染性疾病，特别是细菌真菌感染及发热待查患者的会诊工作；参与医院感染预防与控制；参与抗菌药物临床应用管理；开展感染病诊疗和抗菌药物合理应用的培训和科普宣传。

2. 多学科专业化管理模式的提出

除了感染、微生物检验、临床药学等技术支撑的分别规定外，这一阶段还提出了通过多学科机制，提高抗菌药物临床应用管理能力的思路，并将这一思路逐步明确为替代行政干预的抗菌药物管理新思路。2014 年，国家卫生计生委办公厅《关于做好2014 年抗菌药物临床应用管理工作的通知》首次提出通过建立临床科室与感染、微生物检验、临床药学等多学科合作机制"不断提高抗菌药物临床应用管理水平"。2016 年遏制细菌耐药国家行动计划中提出鼓励建立多学科合作机制，由临床科室、感染性疾病、临床微生物、药学、医院感染管理等多学科组成工作团队，提升专业化管理水平。2017 年，国家卫生计生委办公厅《关于进一步加强抗菌药物临床应用管理遏制细菌耐药的通知》继续提出"加强抗菌药物临床应用管理技术支撑体系建设"，要求各级卫生计划生育行政部门和医疗机构要加强感染性疾病科、临床微生物室和临床药学等学科建设，逐步建立涵盖感染性疾病诊疗、疑难疾病会诊、医院感染控制、抗菌药物应用管理等相关内容的诊疗体系。2018 年，国家卫生健康委员会办公厅《关于持续做好抗菌药物临床应用管理有关工作的通知》则明确提出逐步将抗菌药物临床应用管理从"以行政部门干预为主"转变为"以多学科专业协作管理为主",通过建立多学科的专业化工作团队,开展宣传教育、技能培训、监测预警、干预指导等,持续提高抗菌药物管理水平。

(四)抗菌药物临床应用管理技术支撑体系和职责总结

总结以上文件,抗菌药物临床应用管理体系包括医疗机构负责人、药事管理委员会下的抗菌药物管理工作组和感染性疾病科、抗菌药物等相关专业的临床药师、临床微生物室等技术支撑体系。而技术支撑体系的主要内容包括:①参与抗菌药物临床应用管理;②感染性疾病诊治:设立以收治细菌真菌感染为主要疾病的感染病区或医疗组;③疑难疾病会诊;④监测预警;⑤开展多学科协作模式;⑥参与医院感染控制;⑦抗菌药物临床应用技术指导;⑧技能培训;⑨宣传教育。

四、抗菌药物临床应用培训与能力建设

(一)全院层面

2012年,《抗菌药物临床应用指导原则》在分级管理中提出,要取得抗菌药物使用处方权,要先通过相关培训。2014年,国家卫生计生委办公厅《关于做好2014年抗菌药物临床应用管理工作的通知》特别提出提高医务人员合理应用抗菌药物能力。通过开展人员培训、利用城乡医院对口支援等方式,提高二级医院、基层医疗机构和民办医疗机构的感染性疾病诊疗能力和正确使用抗菌药物的能力,包括抗菌药物的选择、给药途径、用药时机及用药疗程等。2016年遏制细菌耐药国家行动计划中指出加强医务人员抗菌药物合理应用能力建设,重点加强基层医务人员知识培训。

(二)专业技术人员层面

2012年和2013年专项整治活动方案都提出各省级卫生行政部门要加强对县级医院感染专业医师、微生物检验专业技术人员和临床药师的培训,不断提高相关人员专业技术水平。2016年,国家卫生计生委办公厅《关于提高二级以上综合医院细菌真菌感染诊治能力的通知》提出,二级以上综合医院要制订和实施细菌真菌感染诊治人才培养计划,分年度分步骤制订培训目标,通过系统地安排感染性疾病科医师参与相关理论和实践培训项目,必要时通过引进人才,逐步建立细菌真菌感染诊治专业团队。国家卫生计生委将组织开展细菌真菌感染诊治和抗菌药物合理应用的理论和实践培训,各省级卫生计生行政部门也要组织开展相应培训。

（三）"培立方"项目简介

"培立方"培训项目是指由国家卫生健康委员会医政医管局指导、国家卫生健康委员会医院管理研究所组织实施、辉瑞投资有限公司出资的"培元""培英""培微"等三个特色培训项目构建的面向细菌真菌诊治临床专业人员的综合性能力提升项目体系，其中"培元"项目面向的是临床医师，"培英"项目面向的是临床药剂师，"培微"项目面向的是临床微生物专业人员。

截至 2020 年 8 月，"培元"项目已经开展了 5 年时间，该项目共开展了 17 期理论学习班，每期理论班培训时间为 5 天，总共培训了来自全国 31 个省（直辖或者自治区）的感染、呼吸、重症等专业 3500 余名医务人员。"培元"计划采用理论、实践相结合的培训模式，拥有国内专业领域内一流的专家团队授课，在抗感染领域培训项目中起到了引领和示范作用，共建设了 9 家实践基地，分别为复旦大学附属华山医院、四川大学华西医院、首都医科大学附属北京朝阳医院、中国医科大学附属第一医院、中国医学科学院北京协和医院、浙江大学医学院附属邵逸夫医院、安徽医科大学第一附属医院、复旦大学附属中山医院以及中山大学附属第三医院。"培元"计划的相关情况以及培训效果，本书第三部分将进行详细介绍。

"培英"项目旨在通过对临床药师进行系统的细菌真菌感染诊治理论知识的培训，提高临床药师队伍的知识水平，增强其参与临床病例讨论和研究的意识和能力，继而进一步提高临床药师在医院抗菌药物应用与管理的能力。

"培微"项目旨在通过对临床微生物专业人员细菌真菌感染诊治相关理论知识的培训，提升临床微生物专业人员的知识水平，为其与临床医师互动机制中发挥主动作用和协同作用奠定基础，进而提高医院抗菌药物应用管理技术支撑体系的整体能力和素质。

第二部分
实践与经验

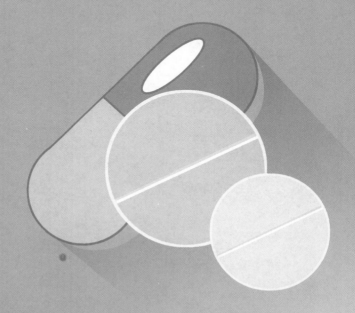

第三章

安徽医科大学第一附属医院实践经验

◀ 内容提要 ▶

　　安徽医科大学第一附属医院是安徽省的区域医疗中心，该院感染性疾病科是安徽省感染病学界的领头学科，省临床医学重点学科，省教育厅重点学科，省内最早的传染病专业硕士和博士学位授予点。该院形成了以感染性疾病科为中心的抗菌药物技术支撑体系，为全院抗菌药物合理利用提供了技术支撑，因此该院抗菌药物管理成效显著。该院感染性疾病科蓬勃发展得益于该院常务副院长李家斌教授的领导，李教授十分重视细菌真菌感染诊疗能力建设，并一直致力于细菌真菌诊疗人才队伍建设发展。安徽医科大学第一附属医院的实践经验独具特色，凸显了感染性疾病科学科带头人在细菌真菌感染诊疗能力建设中的重要作用。

一、医院基本情况介绍

安徽医科大学第一附属医院是安徽省规模最大的综合性教学医院，集医疗、教学、科研、预防、康复、急救为一体，为国家卫生应急医疗移动救治中心和安徽省紧急医疗救治基地。医院连续 9 年入围中国最佳医院百强榜，皮肤科、泌尿外科、生殖医学入围华东地区前 5 强；在中国医院科技影响力排行榜中综合排名第 77 位，25 个学科进入百强，21 个学科全省第一。医院综合实力稳居安徽省前茅。医院拥有博士生导师100 余人，副高职称以上专家 870 余人，享受国务院和省政府特殊津贴 120 多人，全国"百千万人才工程" 8 人，全国"有突出贡献的中青年专家" 8 人，国家百千万工程领军人才 1 人，长江学者 2 人，青年长江学者 1 人，国家万人计划中组部青年拔尖人才1 人，皖江学者 3 人，一级主任医师 30 人，省厅以上跨世纪学术技术带头人、骨干教师 100 余人，"江淮名医" 44 人，担任中华医学会、中国医师协会等省级以上医学学术团体负责人 60 多人，人才实力位居安徽省医疗机构第一。

近年来，医院承担国家"863"计划和"973"计划等科研课题 250 余项，获省部级以上奖项 70 余项，其中获国家科技进步二等奖 1 项，教育部自然科学一等奖 1 项，三获中华医学科技奖一等奖，华夏医学科技奖一等奖 1 项，安徽省科学技术奖数十项。每年发表 SCI 收录论文 330 余篇，主编和参编国家级规划教材 30 余部。

目前，医院共开放床位 4825 张，临床科室 41 个，医技科室 19 个，临床教研室 26个。近 3 年来，各项医疗指标每年一个台阶，逐年增高，其中，2017—2019 年，门（急）诊量以每年约 20% 递增，2019 年门诊人次高达 500 万人次。2019 年出院患者人次再创新高，达到 22.67 万人次（图 3-1，图 3-2）。

该院感染性疾病科是安徽省感染病学界的领头学科，省临床医学重点学科，省教育厅重点学科，省内最早的传染病专业硕士授予点和博士学位授予点，中国医师协会感染性疾病科医师分会副会长单位、中华医学会感染病学分会常委单位、安徽省感染

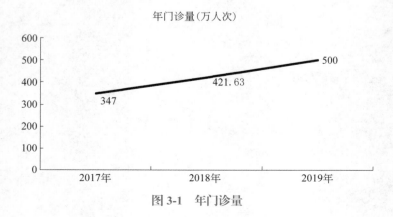

图 3-1　年门诊量

住院患者数(万人次)

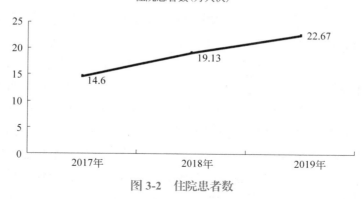

图 3-2 住院患者数

病学会主委单位、安徽省感染病质量控制中心，国家药物临床试验专业点。国家细菌真菌感染诊治"培元"计划 9 家临床实践基地之一，第 4 批国家感染性疾病临床医学研究中心核心成员单位，安徽省感染性疾病专科联盟组长单位。

近 8 年来，该科共主持 15 项国家级课题（包括"973"计划前期研究专项、科技部艾滋病和病毒性肝炎等重大传染病防治科技重大专项、国家自然科学基金项目）和 9 项省、部级科研项目，每年发表 SCI 期刊收录论文 10 篇以上。科室共获得安徽省科学技术奖二等奖 4 项、中华医学科技奖二等奖 1 项。

该科连续 8 年荣获中国医院声誉排行榜传染病学科排行榜华东地区前 8 名，安徽省第 1 名，一直是安徽省感染病学会的主任委员单位，自 2010 年开始，科室已逐渐形成细菌真菌感染临床与基础研究组、病毒性肝炎临床诊治技术研究组、非病毒性肝病临床诊治技术研究组、肝衰竭临床诊治技术研究组、肝硬化及相关并发症临床诊治技术研究组、新发传染病临床诊治技术研究组等 6 个亚临床专科，在全省感染性疾病科中拥有最强和最全面的亚专科临床诊治水平和最强的科研实验室平台，临床和科研优势突出。该科牵头成立了安徽省感染性疾病专科联盟，有 102 家地市和县级医院加入联盟协同网络，更好地促进多中心临床医学研究。

学科临床诊疗水平省内领先，在复杂细菌真菌感染、新发传染病、各类型病毒性肝炎的基础和临床研究方面达到国内先进水平。学科特色创新诊疗技术包括完善的安徽细菌耐药监测网络，细菌耐药机制研究平台、乙肝 5 项定量检测、干扰素受体检测、罗氏 COBAS DNA PCR 技术、HBV 基因耐药检测、HBV 基因分型、HCV 基因分型、肝脏穿刺组织病理检查、肝脏无创弹性检测、腹水浓缩回输治疗难治性腹水、人工肝支持系统治疗肝衰竭、干细胞移植治疗终末期肝病、B 超和 CT/MRI 图像融合引导下肝癌射频及微波消融治疗等。科室还拥有设备齐全的细菌耐药性监测中心实验室、分子诊断实验室、免疫学实验室、细胞培养室和 SPF 级实验动物房。

科室现有医护技 80 余人，其中教授、主任医师 10 人，副教授、副主任医师 7 人；博士生研究生导师 3 人、硕士研究生导师 8 人；具有博士学位 15 人、在读博士 6 人。

在国内具有一定的学术影响，其中国家级学术委员会副会长 1 人，委员 4 人，省级学术委员会主委 2 人，副主委 5 人，国家级期刊副主编 1 人，编委 5 人。主持国家自然科学基金项目 10 项、省厅级科研基金项目 10 余项。先后获得省（部）级科技进步奖一等奖 1 项、二等奖 3 项、三等奖 2 项，中华医学科技奖二等奖 1 项和三等奖 1 项。

该科在学科带头人李家斌教授的带领下，已经完善亚专科建设，科室目前拥有肝病和感染病门诊、发热待查门诊、脂肪肝门诊和肠道门诊等 5 个门诊，2019 年全年门诊就诊量达 6.7 万余人次；科室开设 5 个病区，共 168 张床位，分为细菌 / 真菌感染亚专科病区、新发传染病和发热待查亚专科病区、肝衰竭亚专科病区、肝硬化和肝癌亚专科病区和综合病区，细菌真菌感染性疾病亚专科床位数接近总床位数的一半。感染性疾病科团队发挥学科优势，为抗菌药物临床应用管理提供专业技术指导和咨询，承担院内外抗菌药物合理应用、不明原因发热的会诊指导。据统计，2019 年，共完成各种疑难危重感染性疾病的会诊 1.7 万余次。

作为国家"细菌真菌感染诊治培训项目（'培元'计划）"的首批实践培训基地，该院感染性疾病科团队还承担着安徽省以及华东地区细菌真菌感染诊治专业人员的理论学习和临床实践培训工作，培养具备细菌真菌感染诊治能力的中青年骨干医师。截至目前，已完成 2018 年和 2019 年的阶段培训工作。感染性疾病科团队在全省乃至全国细菌真菌感染诊治、医院感染控制、骨干力量培养、抗菌药物合理应用工作发挥了应有的核心作用，是抗菌药物临床应用管理工作中不可缺少的一部分。作为全院细菌及真菌感染防控、诊治的技术支撑，感染性疾病科团队在抗菌药物管理工作中发挥着至关重要的作用。

二、医院抗菌药物管理体系建设现状

本部分内容来源于该院近 3 年抗菌药物管理的效果数据。该院每月进行抗菌药物临床应用监测工作，包括抗菌药物院、科两级临床应用情况排名、内部公示；同时对抗菌药物临床应用情况实施点评以促进合理用药，包括对药品金额排名前 10 位药品中的抗菌药物开展专项点评，Ⅰ类切口手术、碳青霉烯类和替加环素运行病历点评，每月 25% 医师、每位医师 50 张处方，门急诊输液处方点评等，在持续的监管评价措施下，医院抗菌药物合理使用工作得到推进，具体指标数据逐年改善。

（1）门急诊抗菌药物处方占比与使用率均满足抗菌药物临床应用管理评价指标及要求，近 3 年使用率逐年下降，门急诊抗菌药物合理使用的情况在该院得到改善，避免药物滥用情况的发生（图 3-3）。

（2）住院患者抗菌药物使用率自 2017 年至今年持续降低，均满足抗菌药物临床应用管理评价指标及要求。抗菌药物使用强度 2017—2019 年期间也呈下降趋势，自

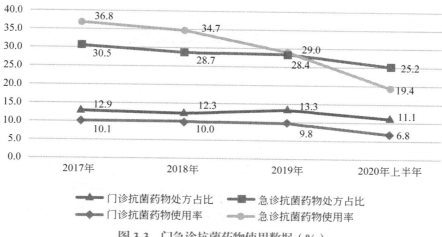

图 3-3 门急诊抗菌药物使用数据（%）

2017 年的 52.8DDDS 左右，降至 49.8DDDS 左右，但 2020 年由于"新冠肺炎疫情"的特殊原因使用强度略有上升，抗菌药物使用强度高于抗菌药物临床应用管理评价指标及要求的 40DDDs，需进一步控制和优化。特殊使用级抗菌药物使用率及使用强度也呈下降趋势（图 3-4，图 3-5）。

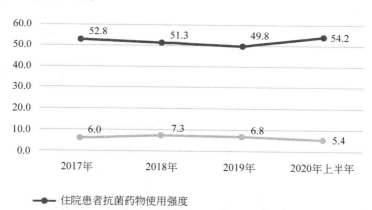

图 3-4 住院患者抗菌药物使用强度（DDDS）

（3）Ⅰ类切口手术预防用抗菌药物，自 2017 年的 61.2%，降至目前的 47.8%。每月对Ⅰ类切口手术运行病历检查，腹股沟疝手术、甲状腺手术、乳腺疾病手术、关节镜检查手术、白内障手术、经血管介入术、肾上腺手术等基本做到不预防使用抗菌药物；Ⅰ类切口患者预防使用抗菌药物时间不超过 24 小时的百分率 2017—2019 年呈现上升趋势，由 2017 年的 16.7% 上升至 2019 年的 23.1%，目前我院除心脏手术、颅脑手术、脊柱手术外，大部分手术术后使用抗菌药物≤24 小时。今年由于"新冠肺炎疫情"的影响，病情较重的Ⅰ类切口患者比重较大，不超过 24 小时的百分率有所降低（图 3-6）。

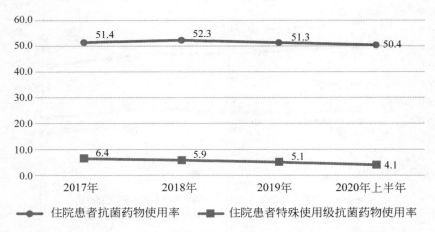

图 3-5 　住院患者抗菌药物使用率

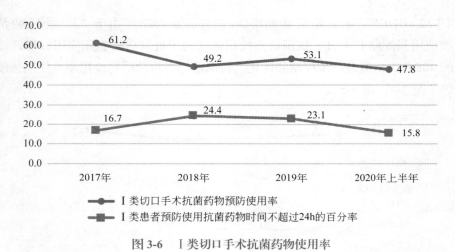

图 3-6 　Ⅰ类切口手术抗菌药物使用率

三、医院抗菌药物管理体系建设模式和管理机制

抗菌药物临床应用管理的核心是在医疗机构建立抗菌药物管理团队，该院先后成立抗菌药物管理工作组、抗菌药物科学化管理小组（以下简称 AMS 小组）。抗菌药物管理工作组由分管院长担任组长，具体负责抗菌药物分级管理、抗菌药物临床应用管理等相关制度制定和组织实施。AMS 小组由医务处、感染性疾病科、呼吸与危重症医学科、血液内科、ICU、药剂科、检验科、医学影像科等科室相关人员担任核心成员。AMS 小组通过多部门协作配合的方式，建立多学科诊疗的工作机制和标准化操作流程，提高抗菌药物管理工作效率。负责抗菌药物处方和病历医嘱点评工作、组织实施抗菌药物专项检查、分析评估上报监测数据并提出干预和改进措施、承担全院医务人员的

培训和宣传教育等工作。

结合医院实际，抗菌药物管理工作组和 AMS 小组主要采取三种方式开展工作：①针对现症病例、回顾性病例开展的感染性疾病病例讨论会（MDT）；②每季度 AMS 小组到临床科室指导抗菌药物合理化使用；③每年度组织召开 AMS 小组管理会，制定医院抗菌药物科学化管理年度目标、工作计划、工作职责，完善院内感控重大问题管理流程，对 MDT 及 AMS 小组工作情况进行阶段性总结和反馈。

设计科学、合理的绩效分配、奖惩制度，逐步提高医务人员合理用药。医院建立了规范合理的培训考核制度，对临床医师、药剂师开展抗菌药物合理使用、医院感染防控等培训及考核，考核合格的医师将被授予相应级别的抗菌药物处方权，医院每年度公示特殊级抗菌药物处方权医师名单。

通过开展全方位、多形式的督导检查，加大对抗菌药物的管控力度，及时反馈抗菌药物使用过程中存在的不足与问题。医院每月随机抽取 1% 出院病历进行点评与反馈，将全部医嘱分成抗菌药物与非抗菌药物两类分别进行点评、总结。点评内容包括抽样病历的总体抗菌药物使用比例、抗菌药物合理比例；手术组、Ⅰ类切口手术组、非手术组病历的适应证合理百分率、药物选择合理百分率、围术期用药术前（给药时机）、术中（追加）、术后（疗程）合理百分率、单次剂量合理百分率、每日给药频次合理百分率、溶剂合理百分率、给药途径合理百分率、更换药物合理百分率等。用药点评结果制作成反馈表，反馈结果发布在医院 OA 办公平台，纸质版结果及时反馈到具体临床科室及医师。临床科室需要对每月点评结果进行讨论和学习，确保抗菌药物的合理使用。

医院每年组织有针对性的重点督查，如"使用药品金额"前 10 位的医师、用量或金额前 10 位药品以及使用药品金额前 5 位的病区等。检查重点包括抗菌药物使用是否有适应证，剂量、疗程是否合理，指征、理由以及依据是否充分。对存在问题的科室或个人，进行约谈，限期整改；医院在收到督查结果后会及时通过医院每周例会对结果予以通报，并将结果与科室绩效考核、奖金发放、年度评比挂钩。通过多方监督检查持续改进抗菌药物使用情况，逐步建立长效管理机制。

四、感染性疾病科细菌及真菌感染亚专科建设发展经验

作为全院细菌及真菌感染防控、诊治的技术支撑，感染性疾病科团队在抗菌药物管理工作中发挥着至关重要的作用。安医大一附院感染性疾病科实现从无到有、由弱到强的发展过程，下面几点做法和经验值得推荐。

1. 有个重视细菌、真菌感染诊疗能力建设的学科带头人

李家斌教授自 20 世纪 90 年代中期，就敏锐地意识到细菌、真菌感染诊疗的重要性，并作为自己专业的重点方向。2003 年，李家斌教授学成归来后，积极争取，在感染性

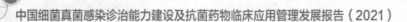

疾病科成立了专门收治严重细菌、真菌感染的治疗组，并且积极促进科室由传统的传染科逐步向感染性疾病科转型，收治的细菌、真菌感染病例逐年增加。

2. 要努力建立一支细菌、真菌感染诊治的人才队伍

李家斌教授非常重视细菌、真菌感染诊治人才队伍的建设，在他的带领下目前，感染病有一支专门从事细菌、真菌感染治疗的梯队，设立了 2 个病区，共 4 个治疗组专门收治各种疑难、重症感染性疾病。

3. 要积极发挥学科优势，为全院抗菌药物临床应用提供专业技术指导和咨询，特别是会诊指导

感染性疾病科的排班表中，除了住院总、二线班参与全院会诊外，每周还排有专门的院内、院外会诊班。这个班次有主任医师值守。这样，感染性疾病科就形成了一套完善的会诊制度：对全院的各种感染性疾病，特别是各种疑难、重症感染性疾病诊治进行技术指导。在此工程中，既锻炼了感染性疾病科年轻的医师，使得他们有机会熟悉和掌握各个科室的感染性疾病，也解决了全院，特别是放疗科、肿瘤科、移植中心、关节镜中心等感染性疾病诊治能力较弱的科室的难题，形成了良性互动效应。

4. 要重视感染性疾病的科学研究

2004 年，李家斌教授经过努力，建立了安徽省细菌耐药监测中心，逐步组建了一支专门从事细菌、真菌研究的科研队伍，特别是与临床密切相关的感染性疾病的科研，比如终末期肝病患者的细菌、真菌感染问题，临床常见细菌的耐药变迁等，为细菌、真菌感染诊治提供了专业技术支撑。

第四章

复旦大学附属中山医院实践经验

◀ 内容提要 ▶

复旦大学附属中山医院是复旦大学最大的附属综合性教学医院，有中国科学院院士 2 人，中国工程院院士 2 人，高级职称 700 多人。该院感染性疾病科是国内首批向细菌真菌感染诊疗领域进军的"感染性疾病科"。该院感染性疾病科的建设经验形成了独特的"感染 - 感控 - 微生物"三位一体的"中山感染模式"，胡必杰教授兼任该院感染性疾病科及感染管理科等两大部门负责人，充分实现了感染诊疗和感染管理两大体系在管理方面的协同。

一、医院及感染性疾病科基本情况介绍

　　复旦大学附属中山医院是上海市第一批三级甲等医院，复旦大学最大的附属综合性教学医院。中山医院本部目前占地面积 9.6 万平方米，核定床位 2005 张，业务科室 25 个，分支机构 9 个。有中国科学院院士 2 人，中国工程院院士 2 人，高级职称 700 多人。近两年门急诊人次超 400 万 / 年，住院人次 17 万余 / 年，住院手术人次 10 万余 / 年。

　　感染性疾病科成立于 2004 年，开设门诊，承担临床患者的抗菌药物会诊咨询和治疗，2015 年 8 月起，开设独立的感染性疾病科病房，核定床位 33 张。秉承"感染性疾病科 3.0 版"的建设理念，并根据医院的特色和优势，成为不收治肝炎和艾滋病患者的"感染性疾病科"。诊疗范围与国际接轨，主要收治细菌和真菌引起的各类感染，并承担全院感染病的临床诊治和抗菌药物应用会诊任务。2017 年被批准为国家细菌真菌感染诊治培训实践基地。作为一支年轻的团队，两次获得复旦版"中国医院专科声誉排行榜"提名，正成为疑难复杂感染症的专业诊疗团队。

　　感染性疾病科的快速发展离不开医院雄厚的综合实力及先进的医疗设备，我科诊治疾病种类丰富、极具挑战性，不仅依靠于医院强大的影像科、超声诊断科、介入科协助各种穿刺活检，也受益于病理科、核医学科等辅助科室以及血液、风湿等兄弟科室的共同诊治，也仰仗于具有较高水准的细菌、真菌和其他重要微生物检测能力的微生物实验室，本地化的宏基因二代测序平台，其他分子诊断技术等；鉴别感染性疾病或非感染性疾病、综合分析病原体，尽可能地予以患者目标性、个体化的抗感染治疗。

　　胡必杰教授是我院微生物实验室的创始人，目前是感染性疾病科及感染管理科两大部门负责人的多重身份，形成了独特的"感染 - 感控 - 微生物"三位一体的"中山感染模式"。感染性疾病科医师均需至微生物实验室轮转，掌握微生物知识及基本微生物检测方法、报告解读，更重要的是，临床医师与微生物室及时、有效的沟通。同时要求感染病医师懂感控，感控医师懂感染，感染性疾病科医师参与"医院感染管理知识——新职工培训""医院感染防控——研究生理论课"授课，以及"感染暴发预警系统"的建立和优化。

二、医院抗菌药物管理体系建设模式和管理机制

　　该院"多学科抗菌药物管理和诊疗模式"开展宣传教育、技能培训、监测预警、干预指导等，主要由感染性疾病科、药剂科（临床药剂师）、医院感染管理科、检验科（临床微生物检验）以及医务科、信息管理科组成。通过收治救治疑难复杂和重症感染患者，不断提升科室医师对感染性疾病的认识和处置能力，同时培养和提升轮转医师对感染病的诊治能力，承担全院感染病的临床诊治和抗菌药物应用会诊任务，协助提

高相关科室的抗菌药物应用水平。感染性疾病科有常驻抗菌药物副主任临床药师，同时也是抗菌药物临床药师的实训基地。抗菌药物临床药师不仅提供全程化临床药学服务，也参与院内会诊的抗菌药物方案的制定，同时也带教药理基地学员进修学习。医院感染管理科主要负责医院感染培训及 SOP 制定，提升各部门对耐药菌和医院感染的专业化防控能力。临床微生物检验主要负责微生物检测、全院耐药监测数据报告。信息系统对微生物样本送检率、抗菌药物使用权限、抗菌药物使用频率以及使用规则进行整体控制，提出医院抗菌药物质控平台解决方案，可以很好地辅助医院进行抗菌药物临床应用管理工作，对医院抗菌药物使用情况进行监督检查考核。医务科组织医师、药师等相关人员的培训，协调多学科诊疗管理和诊疗团队的运行（图 4-1）。

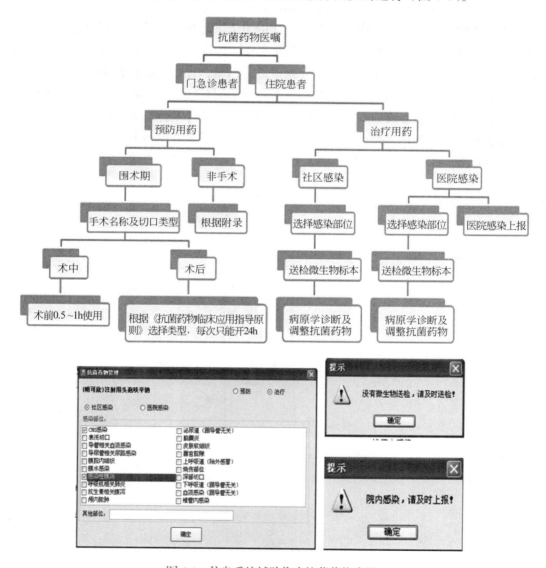

图 4-1　信息系统辅助临床抗菌药物应用

三、感染性疾病科发展建设经验

　　人才培养及储备是学科发展的基础，感染病专科人员的重要性逐步被认识到。中山医院感染性疾病科开设独立病房虽然仅 5 年，但发展较快，目前已经拥有临床医师 17 名，其中博士 10 人，硕士 7 人，研究生专业背景包括呼吸、感染、心内、消化、内分泌、肾内、神经内科、重症医学，他们学习热情极高，可塑性很强，有干劲有冲劲，短期内即快速成长，全面熟悉临床各种感染病的处置，学习熟悉微生物及感控相关知识，承担了全院感染病和抗菌药物应用的会诊和咨询。

　　在人才梯队培养的过程中，科室非常强调团队里的每个成员都要有自己的核心竞争力，结合自身兴趣及专长，设立了多个亚专科，每位医师重点关注和研究 1~2 种病原体，并与微生物室成员结对子，划分跑道进行钻研，让每位成员都能在自己的亚专科领域做精、做专、做强。在每周的科室业务学习时，"感染 - 感控 - 微生物"人员共同分享学习国际顶尖会议如欧洲临床微生物与感染病学会年会（ECCMID）、美国感染病协会学术会议等国内外最前沿的相关感染、感控、微生物临床和基础研究，开阔眼界、拓展思路，在讨论中获得知识的互补。

第五章

福建省泉州市第一医院实践经验

◀ **内容提要** ▶

　　福建省泉州市第一医院（福建医科大学附属泉州第一医院）是地市级三家甲等综合医院，是福建省南部省级区域医疗中心。该院感染性疾病科设有细菌真菌感染诊疗的病区（病床）和门诊，先后被评为市级和省级重点专科。该院抗菌药物临床应用管理总体上经历了宏观管理阶段（2011—2013年）、体系建设阶段（2013—2016年）及当前的抗菌药物科学化管理（AMS）阶段（2017年至今），抗菌药物管理成效显著。该院感染性疾病科发展建设经验可以总结为：领导重视最根本，学科建设是关键，人才培养要先行，多措并举作保障，借鉴借助"培立方"，亟待政策助长远。

一、医院基本情况介绍

福建省泉州市第一医院创建于 1936 年，为一所融医疗、教学、科研和预防保健为一体的三级甲等综合医院，福建省南部省级区域医疗中心。医院设有四个院区（东街院区、城东院区、妇产分院、老年病分院），开放床位 2305 张，现有员工 3398 人，其中高级职称人员 439 人，中级职称 771 人；博士、硕士 674 人。福建省重点专科 5 个，泉州市重点专科 8 个，福建医科大学等院校的博士、硕士学位授予点 12 个。2019 年门诊量 199 万人次、出院 10.28 万人次（图 5-1）。

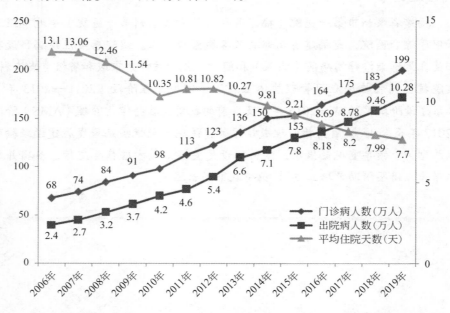

图 5-1　2006—2019 年门诊量、出院患者数、平均住院天数变化趋势

近年来，该院将感染性疾病科、临床药学、检验科纳入医院重点专科建设项目，着力加强相关学科建设和人才培养。感染性疾病科创建于 1951 年，现有医师 21 名，高级职称 6 名，中级职称 9 名，硕、博士 11 名（占 52.4%）；抗感染临床药师 6 名，其中高级职称 2 名，硕士 4 名；微生物实验室现有专业技术人员 10 名，其中高级职称 3 名，博士 2 名、硕士 2 名。感染性疾病科现有细菌真菌感染病、病毒性肝炎 / 肝病、艾滋病、结核病 4 个亚专科，开设感染病、肝病、艾滋病、结核病、发热门诊、肠道门诊等 6 个专科门诊。编制床位 73 张，于 2015 年和 2018 年先后被评为市级和省级重点专科；临床药学室 2017 年获评中华医学会临床药学分会临床药师规范化培训学员培训中心，2018 年获评医院重点专科；检验科于 2016 年被评为市级重点专科。该院 2012 年加入全国抗菌药物临床应用监测网，是全国细菌耐药监测网首批核心网点成员，2018 年加入 CHINET 细菌耐药监测网，2019 年加入全国真菌耐药监测网。

二、医院抗菌药物管理体系建设现状

　　该院抗菌药物临床应用管理总体上经历了宏观管理阶段（2011—2013 年）、体系建设阶段（2013—2016 年）及当前的抗菌药物科学化管理（AMS）阶段（2017 年至今）。2017 年 3 月在福建省率先实施 AMS 管理策略，重点加强学科建设、人才培养、制度体系、质控体系和信息支撑体系建设。近年来抗菌药物使用率、使用强度、碳青霉烯类等特殊使用级抗菌药物使用强度等稳中向好，抗菌药物使用金额占全部药品金额比例逐年下降（图 5-2，图 5-3）。抗菌药物临床应用各项质控监测指标连续 7 年符合国家要求。

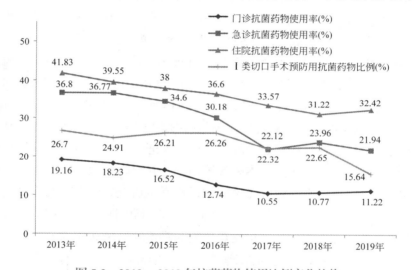

图 5-2　2013—2019 年抗菌药物使用比例变化趋势

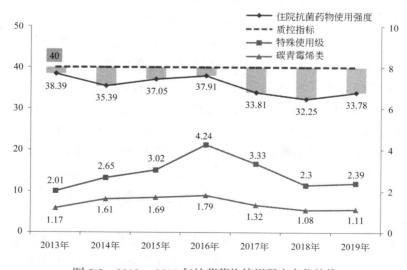

图 5-3　2013—2019 年抗菌药物使用强度变化趋势

三、医院抗菌药物管理体系建设模式和管理机制

该院出台《抗菌药物科学化管理（AMS）实施方案》，该方案的特点是：①组织保障。成立以院长为组长，分管院领导和相关职能部门负责人为成员的领导小组；成立以感染性疾病科、临床药学、临床微生物专家和医务、院感、信息管理等人员组成的AMS工作组，81.25%工作组成员接受过"培立方"项目培训。②职责明确。方案明确规定领导小组充分授权和支持AMS工作组工作，为落实抗菌药物临床应用管理提供有效的组织保障；工作组由感染性疾病科牵头协调和组织日常工作，感染性疾病科主任兼任AMS工作组组长，各部门分工明确、密切协作、各尽所长，采用PDCA模式，以问题为导向，推进年度工作计划化、日常工作流程化、重点工作项目化。

该方案实施以后，AMS工作组在院内外开展了宣传教育、技能培训、监测干预和技术指导等工作，逐步建立抗菌药物专业化管理与MDT诊疗等长效机制。如：将抗菌药物合理应用的相关指标纳入院科两级综合评价体系；科学化遴选抗菌药物供应目录，先由AMS工作组讨论筛选，再经药事管理与药物治疗学委员会讨论通过，从源头上解决抗菌药物使用结构不合理的问题。临床微生物室通过开展标本规范采集培训、建立不合格标本退检制度、开展床边标本采集等措施，强化临床微生物标本送检意识，提高无菌标本送检率和合格率，该院无菌标本送检率位居全省前列。院感科通过开展教学式督查和实时目标性监测，加强耐药菌监测与防控。感染性疾病科承担发热门诊工作、开设发热及细菌真菌感染病房、承担发热待查和难治性感染病例的诊治和临床会诊工作；感染性疾病科主任兼任医院感染管理科主任，领导院感防控工作。药学部门对临床科室抗菌药物的使用情况进行监测、评价、反馈和干预，参与感染病诊治和抗菌药物临床应用与管理知识培训等。信息科为抗菌药物临床应用与管理提供技术支撑。组建抗感染MDT团队，开展多学科会诊，重点是多重耐药菌感染、不明原因发热和重症感染等，2017年抗感染MDT团队以全院票选得票数第一的成绩荣获医院"十佳诊疗团队"。

该院借鉴国际AMS管理经验，实施AMS管理策略，促进专业化技术与管理相结合，使医院抗菌药物管理从行政干预为主向专业化管理模式过渡。加强重点环节、重点药物、重点人群管理，实施抗菌药物导向（ASP）项目，如加强静脉输液管理，取消门诊静脉输液，进行信息化口服序贯提醒；开展抗菌药物血药浓度监测和PK/PD给药方案优化；实施特殊使用级抗菌药物和注射用β-内酰胺类抗生素/酶抑制剂复方制剂专档管理；实施特殊使用级抗菌药物信息化会诊审批（预授权）和会诊专家动态调整；开展前置处方审核反馈和在线处方点评等。

组建"泉州感染沙龙"并设立微信群，2013年以来每年举办泉州市抗菌药物临床应用与管理培训班，搭建细菌真菌感染诊治多学科长期交流、学习和展示的平台，起

到辐射和引领作用，泉州市周边地区和基层医院对抗菌药物临床应用管理的重视程度明显增强。

四、感染性疾病科发展建设经验

　　"领导重视最根本、学科建设是关键、人才培养要先行、多措并举作保障、借鉴借助'培立方'、亟待政策助长远"，这是该院抗菌药物管理体系发展历程的最深切感受。

　　领导重视是做好抗菌药物管理的根本动力。国家出台抗菌药物管理措施之初，该院同样面临感染性疾病科转型、人才招揽困难、队伍不稳定、设施配备不足等难题，截至2012年，感染性疾病科仍以肝病诊治为主要病种，细菌真菌感染诊治经验严重弱化，病区的抗菌药物使用率仅为3%，门诊基本没有细菌真菌感染患者，微生物室与药学部门情况类似，微生物室仅有4名相对固定技术人员，没有抗感染临床药师。为此，该院新一届领导班子达成"通过加强学科与人才队伍建设、推动抗菌药物管理工作"的共识，在2013年将提高细菌真菌感染感染病诊治能力及抗菌药物临床应用管理水平纳入医院中长期规划，对相关学科进行重点扶持，在制定《重点扶持薄弱学科建设发展规划》《百人培养计划》《重点学科建设管理办法》等医院建设方案时，优先考虑AMS相关学科，通过搭建学科建设平台，为感染性疾病科与检验科争取到省、市财政投入450万元。

　　医院同时在行政、人事、财务等方面出台了多种措施进行扶持。比如，行政方面：医院领导对AMS工作组的工作充分授权与支持，成立以来，对医院原有的抗菌药物管理相关管理文件共做了42项的修订完善，均由医院发文下达；在调整特殊使用级抗菌药物会诊专家时，剔除了非相关学科的所有分管院领导和职能部门负责人20余名。人事方面：有意识地遴选、培养并经组织提拔感染性疾病科医师2名担任院感管理科副主任、1名担任医务部助理，2名抗感染临床药师担任药剂科正、副科长，提高了AMS体系中行政支撑部门的专业性；挤出编制大力培养、招聘、引进相关学科高学历人员，感染性疾病科、微生物室、抗感染临床药师共新进博士3名、硕士15名，目前这三个学科的高学历人员占比均达到50%左右。财务方面：数十名外出进修抗感染相关知识的人员，进修期间给予每人每月境内3000元、境外5000~10 000元的生活补助，投入120万元购置血药浓度监测仪器，250万元修缮装修感染病楼，3000万元左右添置全自动快速生物质谱检测系统、全自动细菌鉴定及药敏系统等病原学检查设备。凡此种种措施，在科室布局、人员配备、仪器购置、质量管理等方面促进了学科转型与提升，提高了感染病诊治和病原学诊断水平，营造了全员重视抗菌药物临床合理应用的氛围，为感染性疾病诊疗水平的提高和抗菌药物科学化管理体系的建设和有效运行提供了有力的保障和支持。

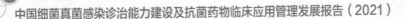

"培立方"是基层医院 AMS 体系建设的"孵化器"。在确定学科建设和人才培养的目标以后，该院一度面临着如何接受细菌真菌感染病诊疗规范培训的难题。破局的契机来自"培元、培英、培微、SHIP"等细菌真菌感染诊治专业人员培养项目的陆续启动。该院先后选派包括感染性疾病科、微生物室、临床药学专业的负责人在内的 22 人参加"培立方"和 SHIP 项目，12 人到复旦大学附属华山医院抗生素研究所、北京协和医院感染性疾病科等"培元"基地进修接受实践培训。"培立方"不仅帮助医院培训了大量具备细菌真菌感染诊治能力的专业人员，而且促成医院与国内高水平医院建立了密切的联系，有 3 名"培立方"专家接受医院邀请担任医院 AMS 专家顾问，他们和众多国内专家一起，给医院 AMS 工作提供了无私、热情的指导和支持。医院通过学习借鉴"培立方"基地的模式，借助众多"培立方"专家的帮助，走上了规范化学科建设和高水平人才培养的快车道，初步建立了以感染性疾病科为主体、培立方学员为骨干的多学科专业化管理团队和涵盖感染病诊疗、疑难感染病会诊、医院感染控制、抗菌药物临床应用管理及继续医学教育等内容的细菌真菌感染诊疗体系。这个体系不仅在平时发挥着重要作用，而且在此次"新冠肺炎疫情"发生以后，迅速转化为疫情防控的中坚力量。感染性疾病科的学科带头人担任市级与医院诊疗专家组组长，多名感染性疾病科、微生物学、药学、院感人员担任成员，在泉州市密集开展了防护、筛查、诊疗、检测等方面的培训、指导、督查及一线工作，并以感染性疾病科为骨干在第一时间重新开放了市传染病医院收治确诊病例，为泉州市取得确诊病例零死亡、医务人员零感染的防控成绩作出卓有成效的贡献。

展望未来，我们认为，抗菌药物临床应用管理是一项长期的系统工程，需全局规划，建立长效的管理机制，需要相关学科支撑和一支稳定的专业队伍作基础。"新冠肺炎疫情"发生以后，感染性疾病科、临床药学、临床微生物等相关学科建设和人才培养得到进一步重视。我们希望上级部门出台更多导向性文件，比如，"公立医院评价"中能够纳入相关学科的建设要求，"全国三级公立医院绩效考核"中能够提高相关工作的绩效分值，组织专家制定各级医院感染性疾病科等相关学科的建设标准和指南，使医院和相关从业人员不断提高感染病诊疗能力和抗菌药物临床应用管理水平。

第六章

浙江省丽水市人民医院实践经验

◀ 内容提要 ▶

　　浙江省丽水市人民医院是地市级三级甲等综合医院，该院感染性疾病科等 12 个学科为浙中地区唯一的 GCP 认证单位，是李兰娟院士工作站建设单位、浙江省感染性疾病临床医学研究中心核心单位。该院医务人员积极参加"培元"计划培训项目，为医院细菌真菌感染诊疗能力建设添砖加瓦，因此该院抗菌药物管理取得了较好的成绩。该院感染性疾病科建设的经验是积极踊跃参加专业技能培训，提升医务人员抗菌药物临床应用能力和细菌真菌感染诊疗能力，从"能力"建设方面起步、发展、建设。

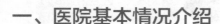

一、医院基本情况介绍

1. 医院概况

医院始建于 1937 年 9 月，前身为浙江省第一临时辅助医院，医院历史悠久，实力雄厚，是一所集医疗、科研、教学、康复、健康管理、司法鉴定为一体的三级甲等综合性医院，为温州医科大学附属第六医院、丽水学院附属第一临床医院。医院占地面积 42 585 平方米，医疗用房 88 690 平方米，核定床位 1000 张，实际开放床位 1347 张。医联体有云和分院、莲都分院、庆元分院、遂昌分院、丽水市眼耳鼻喉医院、丽水市口腔医院、丽水市市民健康教育学校、司法鉴定所、重症医学研究所、健康管理研究所、畲族医药研究所等多个下属机构。在建项目东城院区位于丽阳街与凉塘路交叉口西南侧区块，总用地面积 70976 平方米，单体建筑面积 15 万平方米，设计床位 800 床（图 6-1）。

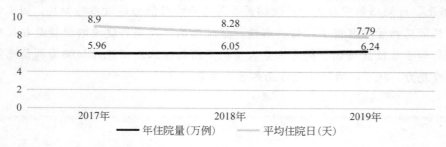

图 6-1　该院 2017—2019 年住院量 / 平均住院日变化趋势

2. 学科建设

医院共设设 37 个专科病区，58 个专科门诊和 30 个专病特色门诊；其中风湿免疫病学、神经外科学为省级医学重点学科；中医科为国家级示范中医科；感染性疾病科、急诊医学科、妇科为浙江省区域专病中心建设单位。感染性疾病科、呼吸内科、骨科、消化内科等 12 个学科为浙中地区唯一的 GCP 认证单位。感染性疾病科还是李兰娟院士工作站建设单位；浙江省感染性疾病临床医学研究中心核心单位；浙江省数理医学会脂肪肝 / 疑难肝病中心；丽水市首批重点学科；丽水市医学会肝病分会、丽水市传染病诊治质控中心、丽水市中西医结合肝病感染病委员会挂靠单位；是丽水市成立最早、最具规模及实力的肝病感染病防治机构，拥有当前最先进全套检测诊疗设备、汇聚了丽水市肝病感染病领域的医疗精英，为全市及各县区危重肝病的抢救和疑难肝病、感染病会诊指导中心。感染性疾病科独立位于 5 号楼，分四层，共有医护人员 46 人，核定床位 83 张，负压病房 2 间，设有感染病门诊、肝病门诊、艾滋病门诊、发热门诊、肠道门诊，年门诊量为 79 895 人次，年住院患者 3100 多人次，其中区外比例达 63.4%。

医学检验中心现有实验专业人员 61 名，是丽水市规模最大的医学检验学科。人才团队中，高级职称 13 名，中级职称 25 名，博士 2 名，硕士 18 名，是一个人才结构合理、高学历高素质的团队，微生物实验室配有自动细菌培养仪、微生物鉴定药敏检测系统、布鲁克质谱仪等先进设备，能够为临床提供准确、及时、项目齐全的临床微生物检测服务，同时还能为全院提供较为完善的医学基础研究平台，包括 RT-PCR、WB、细菌转染、质粒构建等科研服务。药学部为丽水市药事管理质控中心、丽水市药学会临床药理专业委员会挂靠单位。药学部现有药师 100 名，高级职称 14 名，中级职称 36 名，在读博士 2 名，硕士 15 名，本科 60 名。医院高度重视临床药学学科的发展，现有临床药师 9 名，其中 3 名是抗感染药物相关专业，是一个人才结构合理、高学历高素质、符合医院发展需求的团队。

细菌真菌感染"培元"项目启动后医院感染性疾病科共有 5 名医师参加了"培元"项目理论学习，3 名医师参加了"培元"项目实践学习，医学检验科有 1 人参加了"培微"项目理论与实践学习，药学部有 1 名药师参加了"培英"项目理论与实践学习，为医院抗菌药物管理体系建设奠定了坚实的基础。

3. 技术力量

医院技术力量雄厚，是本地区唯一开展人类辅助生殖技术（IVF-ET、ICSI）、图像引导调强直线加速器放射治疗的单位；器官移植技术区域内领先，曾开展肝、肾、肝肾联合，胰肾联合，角膜等器官移植 200 余例；人工肝支持系统、放射性粒子植入技术、造血干细胞移植技术、人工关节技术、心脑血管介入技术、骨性面部轮廓整形技术、肿瘤射频消融治疗技术、基因诊断技术等在区域内处于领先水平，全面开展胸腔镜、腹腔镜、宫腔镜等各种微创技术，在全市处于领先地位，部分处于全省领先地位。每年开展新技术 70 余项。

感染性疾病科技术力量雄厚，积极开展科技创新，学习国内外新技术，具有较高的肝病、感染病、急慢性传染病、原因不明发热性疾病的诊疗水平，尤其在细菌真菌感染、抗菌药物合理应用、感染相关疑难危重病鉴别与诊治方面在丽水市起表率作用，并将其作为适宜技术在全市各县市区医院推广；作为全市最早也是唯一开展人工肝支持系统治疗的科室，开展了重症肝炎血浆置换、血液灌流、血浆灌流、血液滤过、胆红素吸附等治疗，重症肝炎抢救成功率达到 60% 以上；在乙肝丙肝规范化抗病毒治疗、重肝综合治疗、肝纤维化治疗、原发性肝癌早期诊断及综合治疗等方面均位于省内前列。

医学检验中心是丽水市临床检验质控中心、丽水市医学会检验分会挂靠点、丽水市临床细菌耐药监测中心、丽水市重点学科，是省内外十几所医学院校毕业生的实习基地，每年公布丽水市细菌耐药监测结果供丽水各县市区临床、微生物、院感等专业人员参考，与院感科一起整理每季度院感手册，公布本院细菌耐药监测数据并指导临床合理选用抗菌药物。

药学部临床药学实验室于 2004 年经丽水市卫生局批准为市级重点实验室，目前有硕士生导师 1 名、在读博士 1 名及硕士 2 名。2017 年开展了"基于 PK/PD 理论感染患者抗生素治疗方案优化的应用"新技术新项目，目前开展的抗菌药物血药浓度监测项目有万古霉素、替考拉宁和伏立康唑。

二、医院抗菌药物管理体系建设现状

近年来，随着医院抗菌药物管理模式的优化，临床医师抗菌药物合理应用能力也不断提高，医院门诊抗菌药物处方比例、急诊抗菌药物处方比例、住院患者抗菌药物使用率、Ⅰ类切口手术抗菌药物预防使用率等抗菌药物管理指标均达到国家标准，并进一步持续改进，Ⅰ类切口手术患者预防使用抗菌药物时间不超过 24 小时比例均值大于 97%，住院患者抗菌药物使用强度也得到持续改善。具体见图 6-2～ 图 6-7。

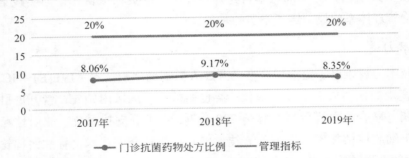

图 6-2　丽水市人民医院 2017—2019 年门诊抗菌药物处方比例与管理标准对比

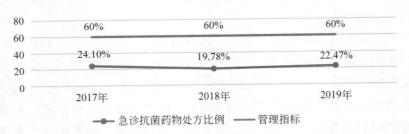

图 6-3　丽水市人民医院 2017—2019 年急诊抗菌药物处方比例与管理标准对比

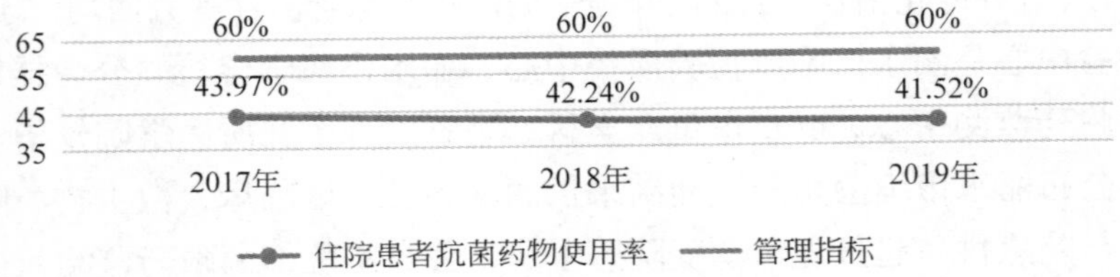

图 6-4　丽水市人民医院 2017—2019 年住院患者抗菌药物使用率与管理标准对比

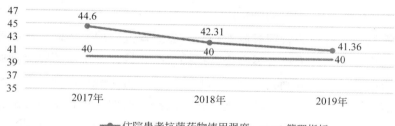

图 6-5　丽水市人民医院 2017—2019 年住院患者抗菌药物使用强度与管理标准对比

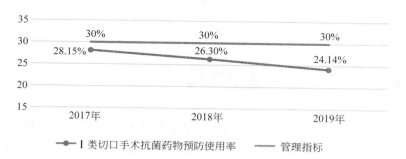

图 6-6　丽水市人民医院 2017—2019 年 I 类切口抗菌药物预防使用率与管理标准对比

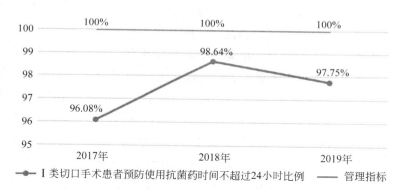

图 6-7　丽水市人民医院 2017—2019 年 I 类切口手术患者预防使用抗菌药物时间
不超过 24 小时比例与管理标准对比

三、医院抗菌药物管理体系建设模式和管理机制

　　按照《抗菌药物临床应用管理办法》各项要求，该院成立了抗菌药物管理工作组，由医务处、感染性疾病科、药学部、临床微生物实验室、感控处、信息处、质管处、护理部等多学科专家组成，多部门、多学科共同合作，各部门职责、分工明确。制定了该院系统性的、操作性较强的抗菌药物临床应用和管理实施细则。该院还建立了抗菌药物科学化管理（AMS）团队和 MDT 团队，通过开展多场疑难感染性疾病讨论，

发挥多学科团队优势，提高感染性疾病综合诊疗水平。

医院重视抗菌药物长效管理机制的建立，建立规范合理的培训考核制度，院部每年至少组织两次相关医务人员开展感染性疾病规范化诊疗、抗菌药物合理使用、医院感染防控等培训及考核。医师经培训并考核合格后，方可获得相应的处方权。医师职称晋升后，需要获得高一级抗菌药物处方权，须经过培训考核合格后方能获得。加强抗菌药物合理使用指标考核与绩效考核制度，每年与各科室签订责任状并加强考核。临床科室需根据医院下达的目标实行自我管理与控制，作为科室主任综合目标考核、评先评优的重要指标。通过抗菌药物处方点评，对应用不合理的医务人员进行公示和经济惩罚，超常处方与晋升晋级挂钩。

四、感染性疾病科发展建设经验

浙江省丽水市人民医院感染性疾病科虽然建科非常早，但是和其他省市感染性疾病科一样，都是从传染病科更名而来，感染性疾病科医师原来诊治的多为急慢性传染病、各种肝病，随着预防接种、居住环境、卫生习惯、医疗条件的改善，经典传染病显著减少，大多数医院感染性疾病科萎缩成肝病科，细菌真菌感染的诊治能力、抗菌药物特点及合理应用、医院感染防控、细菌耐药监测与防范等方面知识都非常薄弱。作为感染性疾病科主任，如何响应国家号召，培养中青年骨干医师的抗感染能力，形成并发展细菌真菌感染专业队伍成为重中之重。为此，该科主任于 2015 年 7 月带头参加细菌真菌感染"培元"项目第一期理论学习，以优秀学员毕业，并于同年 10 月参加邵逸夫医院实践培训，2019 年还作为优秀"培元"学员在第 13 届全国感染性疾病与微生物化疗学术会议上作专题讲座，随后又选送本科多名青年骨干参加"培元"项目理论及实践培训。目前，该科多名中青年骨干成为医院 AMS 及 MDT 团队的中坚力量，能承担院内外细菌真菌感染会诊、抗菌药物合理应用、医院感染防控、抗菌药物应用管理等职责，在科研立项、论文写作等方面也向感染性疾病方向转型发展，同时本科青年骨干还成为院感科科长，挑起医院感染防控的重担。另外，通过举办各种感染相关病例讨论沙龙、依托感染病学术年会、传染病质控会议、继续医学教育、感染性疾病规范化诊治培训班、抗菌药物合理应用适宜技术推广等方式提高本市各县市区医院感染性疾病科医师共同进步，提升本市感染病诊治及抗菌药物合理应用水平的提高。

第三部分
"培元"计划专题报告

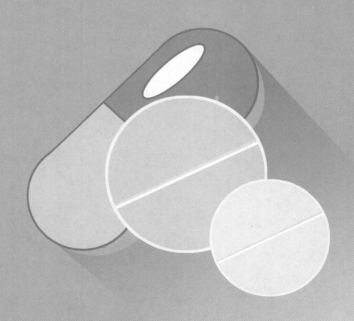

第七章

细菌真菌感染诊治能力培训效果的调查与评估报告

◀ 内容提要 ▶

　　"培元"项目是我国重要的细菌真菌感染诊治能力培训项目，至今已经开展 5 年，培训了 3500 余名细菌真菌感染诊治的专业技术人员。研究团队通过对参训学员进行个人问卷调查和机构问卷调查，通过统计分析方法从医疗机构和学员个人两个层面对"培元"项目的培训效果进行评估。定量评估结果发现，"培元"项目对于二级以上综合医院以及学员个人细菌真菌感染诊治能力提升作用均具有显著的意义。但是，无论是参训学员地域分布还是细菌真菌感染诊治能力建设成效，不同地区之间均存在着巨大的差异，我国东部、南部经济发展较好的地区，细菌真菌感染诊治能力建设成效也较好。

随着各种原因导致的耐药菌株不断增加，细菌耐药已成为全球公共健康领域的重大挑战。2016 年我国积极响应国际倡议，发布了《遏制细菌耐药国家行动计划（2016—2020）》。随着我国对细菌真菌感染诊治管理的不断加强，广大医疗机构细菌真菌感染诊治能力薄弱的问题凸显，如何加强对医务人员细菌真菌感染诊治能力的培训成为落实遏制细菌耐药国家行动计划亟待解决的瓶颈问题。为加强我国医疗机构细菌真菌感染诊治能力建设、完善细菌真菌感染诊治培训体系，国家卫生健康委员会医院管理研究所开展了细菌真菌感染诊治项目（"培元"计划）培训情况调查，借以对已开展实施的培训效果进行量化评估，并发现现阶段我国细菌真菌诊治能力建设存在的潜在问题。

本文为此次调查研究的报告，数据来源于参加细菌真菌感染诊治项目（"培元"计划）理论培训班的学员问卷调查，包括学员个人问卷调查数据和机构问卷调查数据，其中学员个人问卷调查样本量为 2079，机构问卷调查样本量为 805。参与调查的医疗机构中，434 家（54%）建设了感染性疾病科 / 传染科，378 家医院建设了细菌真菌感染治疗科 / 组。数据收集截止时间为 2020 年 4 月，报告完成时间为 2020 年 5 月。

本报告分为以下三个部分：

一、"培元"项目对二级以上综合医院细菌真菌感染诊治能力的提升作用

根据国家卫生计生委办公厅《关于提高二级以上综合医院细菌真菌感染诊治能力的通知》（国卫办医函 [2016]1281 号）（以下简称"1281 号文"）的要求，二级以上综合医院感染性疾病科要在 2020 年以前设立以收治细菌真菌感染为主要疾病的感染病区或医疗组，感染性疾病科要承担院内外各类疑难感染性疾病，特别是细菌真菌感染及发热待查患者的会诊工作。而"培元"项目面向细菌真菌感染诊治的临床医师，旨在提高医师个人和医疗机构细菌真菌感染诊治能力。那么，"培元"项目从 2015 年 8 月启动至今，已经开展了近 5 年时间，其对于二级以上综合医院细菌真菌感染诊治能力的提升作用又是如何呢？本部分通过对问卷调查的机构数据进行分析，对上述问题进行实证研究。

在所参与调查的 805 家医院中，434 家（54%）建设了感染性疾病科 / 传染科。2015 年之前有 381 家医院建设了感染性疾病科 / 传染科，新增数量为 53 家，新增率为 13.9%，前后数量变化差异有统计学意义。在 434 家建设了感染性疾病科 / 传染科的医院中，在 2020 年以前建设了收治细菌真菌感染的感染性疾病科或者医疗组的医院共 378 家，其中在 2015 年以前建设收治细菌真菌感染的感染性疾病科或者医疗组的医院共 246 家，2016—2020 年间建设收治细菌真菌感染的感染性疾病科或者医疗组的医院

共 132 家，新增率为 53.7%，2015 年前后建设收治细菌真菌感染的感染性疾病科或者医疗组的医院数量差异有统计学意义。在 2015 年以前，建设细菌真菌感染诊治的感染性疾病科 / 医疗组的医院占建设感染性疾病科 / 传染科医院的比例为 64.6%，该比例现在已经上升至 87.1%。2015 年以后，建设收治细菌真菌感染的感染性疾病科的医院的新增速度是建设感染性疾病科 / 传染科医院的新增速度的 2.49 倍，换言之，2015 年以后在医院感染相关科室建设中，收治细菌真菌感染的感染性疾病科或者医疗组建设的优先级是（传统）感染性疾病科 / 传染科建设优先级的 2.49 倍。

在所参与调查的 805 家医院中，434 家（54%）建设了感染 / 传染门诊。2015 年之前有 380 家医院建设了感染性疾病科 / 传染科门诊，新增数量为 54 家，新增率为 14.2%，前后数量变化差异有统计学意义。在 434 家建设了感染 / 传染门诊的医院中，在 2020 年以前建设了细菌真菌感染门诊的医院共计 290 家，其中在 2015 年以前建设了细菌真菌感染门诊的医院共 202 家，2016—2020 年间建设了细菌真菌感染门诊的医院共 88 家，新增率为 30.3%，2015 年前后建设了细菌真菌感染门诊的医院数量差异有统计学意义。在 2015 年以前，建设了细菌真菌感染门诊的医院占建设感染 / 传染门诊医院的比例为 53.2%，该比例现在上升已经至 66.8%。2015 年以后，建设了细菌真菌感染门诊的医院的新增速度是建设感染 / 传染门诊医院的新增速度的 1.63 倍，换言之，2015 年以后在医院感染相关科室建设中，细菌真菌感染门诊建设的优先级是（传统）感染 / 传染门诊优先级的 1.63 倍；见表 7-1。

表 7-1　2015 年前后感染性疾病科及其门诊数量变化的统计表　（$n=805$）

	感染性疾病科 / 传染科	细菌真菌感染病区或者医疗组	比例（%）	感染 / 传染门诊	细菌真菌感染门诊	比例（%）
2015 年以前数量	381	246	64.6	380	202	53.2
2020 年数量	434	378	87.1 ↑	434	290	66.8 ↑
新增数量	53	132	249.1	54	88	163.0
新增比例	13.9%	53.7%		14.2%	30.3%	
x^2	409.22	325.96		408.8	253.9	
P	<0.001	<0.001		<0.001	<0.001	

二、"培元"项目对学员个人细菌真菌感染诊治能力提升的促进作用

本部分内容通过分析学员参加"培元"项目前后,细菌真菌感染专科门诊次数（次 / 周）、管理床位数（张）、院内外细菌真菌感染会诊量（例次 / 年）、在医院抗菌药物

管理工作中角色、院感科中角色、在抗菌药物合理应用继续教育培训中角色变化分析"培元"项目培训对学员个人能力提升是否具有促进作用。

从表 7-2 结果可以看出，学员参加"培元"项目之后较之前细菌真菌感染专科门诊次数平均增加了 2.87 次 / 周，管理床位数平均增加了 1.29 张，会诊量平均增加了 35.05 例次 / 年，其中学员参加"培元"项目前后细菌真菌感染专科门诊次数和会诊量的增加差异有统计学意义，这说明"培元"项目的培训对于学员个人细菌真菌感染诊治能力提升具有一定的促进作用。

表 7-2　学员参加"培元"项目前后细菌真菌感染诊治能力变化统计表

	参加"培元"项目之前	参加"培元"项目之后	差值	t 值	P 值
专科门诊次数（次 / 月）	6.89	9.76	2.87	3.457	0.01
管理床位数（张）	19.46	20.75	1.29	1.629	0.103
会诊量（例次 / 年）	95.85	130.90	35.05	9.546	<0.001

经过培训的学员在细菌真菌感染诊治能力上有所提升，自然其在医院细菌真菌感染诊治体系建设中的作用也会有所提高，问卷中设置了学员培训前后在医院抗菌药物管理工作、院感科以及在抗菌药物合理应用继续教育培训中角色变化等问题，表 7-3、表 7-4 及表 7-5 分别对应着参训学员培训前后在医院内部三种角色变化的转移矩阵。

表 7-3　学员参加"培元"项目前后在医院抗菌药物管理工作中角色变化的转移矩阵

		"培元"培训后			
		都不是	管理小组组员	管理小组组长	总计
"培元"培训前	都不是	983	270	38	1291
	管理小组组员	3	509	78	590
	管理小组组长	2	2	194	198
	总计	998	781	310	2079

从表 7-3 可以看出，在 2079 名学员中，1291 名（62.1%）学员在参训前在医院抗菌药物管理工作并未担任职务；590 名（28.4%）学员在参训前在医院抗菌药物管理小组中担任组员，198 名（9.5%）学员在参训前在医院抗菌药物管理小组中担任组长，而 386 名（18.6%）学员参训后在医院抗菌药物管理小组中担任职务或者担任的职务得到了晋升。在参训前未担任职务的 1291 名学员中，270 名（20.9%）在参训后成为医院抗菌药物管理小组组员，38 名（2.9%）在参训后成为医院抗菌药物管理小组组长。在参训前担任医院抗菌药物管理小组组员的 590 名学员中，78 名（13.2%）学员在参训后晋升为医院抗菌药物管理小组组长。

表 7-4　学员参加"培元"项目前后在院感科中角色变化的转移矩阵

		培元培训后			
		都不是	院感科医师	院感科主任	总计
培元培训前	都不是	1630	90	11	1731
	院感科医师	1	215	24	240
	院感科主任	1	1	106	108
	总计	1632	306	141	2079

　　从表 7-4 可以看出，在 2079 名学员中，1731 名（83.3%）学员在参训前在医院感控科并未担任职务；240 名（11.5%）学员在参训前担任医院感控科医师，108 名（5.2%）学员在参训前担任医院感控科主任，而 125 名（6.0%）学员参训后进入医院感控科或者在医院感控科职务得到了晋升。在参训前未在医院感控科担任职务的 1731 名学员中，90 名（5.2%）在参训后进入了医院感控科，11 名（0.6%）在参训后成为医院感控科主任。在参训前担任医院感控科医师的 240 名学员中，24 名（10.0%）学员在参训后晋升为医院感控科主任。

表 7-5　学员参加"培元"项目前后在抗菌药物合理应用继续教育培训中
角色变化的转移矩阵

		"培元"培训后				
		都不是	院级讲者	省市级讲者	全国级讲者	总计
"培元"培训前	都不是	1048	307	86	4	1445
	院级讲者	0	294	141	10	445
	省市级讲者	1	1	148	19	169
	全国级讲者	0	0	0	20	20
	总计	1049	602	375	53	2079

　　从表 7-5 可以看出，在 2079 名学员中，1445 名（69.5%）学员在参训前未在抗菌药物合理应用继续教育培训中担任讲者，445 名（21.4%）学员在参训前在抗菌药物合理应用继续教育培训中担任院级讲者，169 名（8.1%）学员在参训前在抗菌药物合理应用继续教育培训中担任省市级讲者，20 名（1.0%）学员在参训前在抗菌药物合理应用继续教育培训中担任全国级讲者，而 567 名（27.3%）学员参训后成为抗菌药物合理应用继续教育培训讲者或者在抗菌药物合理应用继续教育培训担任讲者的级别得到了提升。在参训前未在抗菌药物合理应用继续教育培训中担任讲者的 1445 名学员中，307 名（21.2%）在参训后成为抗菌药物合理应用继续教育培训的院级讲者，86 名（6.0%）

在参训后成为抗菌药物合理应用继续教育培训的省市级讲者，4名（0.3%）在参训后成为抗菌药物合理应用继续教育培训的全国级讲者。在参训前担任抗菌药物合理应用继续教育培训院级讲者的445名学员中，141名（31.7%）学员在参训后晋升为省市级讲者，10名（2.2%）学员在参训后晋升为全国级讲者。在参训前担任抗菌药物合理应用继续教育培训省市级讲者的169名学员中，19名（11.2%）学员在参训后晋升为全国级讲者。

三、感染性疾病科及其门诊建设的地区分布

（一）参加调研医院的地区分布

805家参与机构调研，其中三级医院占83%比例。参与调研医院的省间分布情况如图7-1所示，江苏（79）、浙江（78）和山东（73）等省的医院位列前三，宁夏（1）、西藏（1）、海南（2）、青海（3）和甘肃（4）等省（地区、市）位列后五。

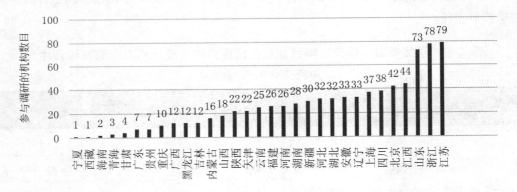

图7-1　各省（地区、市）参与调研的机构数

（二）建设感染性疾病科/传染科的医院的地区分布

在805家调研单位中，434家医院建设了感染性疾病科或者传染科，372家医院建设了收治细菌真菌感染的感染性疾病科或者医疗组。江苏（46）、浙江（41）和山东（40）等省建设感染性疾病科/传染科的医院数量位列前三，宁夏（1）、西藏（1）、海南（2）、青海（3）和甘肃（4）等省（地区、市）位列后五。从全国各省（地区、市）开设感染性疾病科或者传染科医院数量和调研单位数量的比例分布密度来看，感染性疾病科/传染科建设在东部沿海地区较受重视。见图7-2。

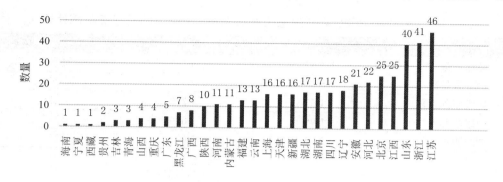

图 7-2 建设感染性疾病科 / 传染科医院的分布

（三）新建（2016 年之后）的感染性疾病科 / 医疗组的地区分布及其资源情况

目前，805 家调研单位中，434 家医院已经建设了感染性疾病科 / 传染科，其中的 378 家医院建设了收治细菌真菌感染的感染性疾病科 / 医疗组，其中 132 家医院的收治细菌真菌感染的感染性疾病科 / 医疗组为 2016 年以后新建。增加的 132 家成立了收治细菌真菌感染的感染性疾病科 / 治疗组的医院中，山东（14）、江苏（14）和安徽（11）等省位列前三，东北地区（黑龙江、吉林）、华南地区（广东、海南）以及藏区（青海、西藏）等在 2016 年之后的收治细菌真菌感染的感染性疾病科 / 医疗组建设进度欠佳。见图 7-3。

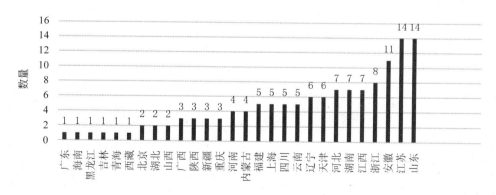

图 7-3 2016 年后新增细菌真菌感染诊疗机构分布

2016—2020 年新建的感染性疾病科 / 医疗组相关资源新增数据为新增细菌真菌感染诊治床位数 1917 张，平均新增床位数 14.52 张，新增医务人员 766 人，平均新增 5.85 人，新增高级职称医务人员 215 人，平均新增 1.63 人，新增中级职称医务人员 257 人，平均新增 1.95 人，新增初级职称 273 人，平均新增 2.07 人。见表 7-6。

表 7-6　2016—2020 年新建感染性疾病科 / 医疗组的医疗资源统计表

	平　均　数	标　准　差	总　　　数
总床位数	14.52	19.162	1917
医务人员数	5.85	7.538	766
高级职称人数	1.63	1.263	215
中级职称人数	1.95	2.020	257
初级职称人数	2.07	2.630	273

第四部分
专题实地调研报告

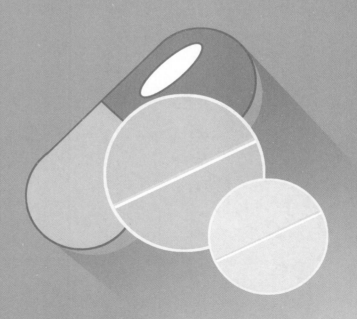

第八章

广东省专题调研报告

内容提要

2019年5月，专家组对广州医科大学附属第一医院、南方医科大学南方医院以及中山大学附属第三医院就二级以上医院细菌真菌感染诊治能力建设进行了专题调研。本文为此次专题调研的报告，分为以下四个部分：①调研单位的简要介绍。②针对三家调研单位的个性特征和发展环境，分别归纳、总结其细菌真菌诊疗能力建设的成绩和困境。③以"整合系统资源、提升系统绩效"的视角切入，从系统结构上分析调研单位内部与细菌真菌感染诊治能力建设相关的子系统之间的互动机制，探究系统结构可能存在的问题及其原因，为医院优化系统结构提供机制性建议。④对本文讨论、分析的相关问题进行系统性的总结。

2019 年 5 月 10 日，国家卫生健康委员会医院管理研究所马丽平主任、复旦大学抗生素研究所王明贵所长、广州呼吸疾病研究所卓超教授等组成的专家组对广州医科大学附属第一医院（以下简称为"广医一院"）、南方医科大学南方医院（以下简称为"南方医院"）以及中山大学附属第三医院（以下简称为"中山三院"）就二级以上综合医院细菌真菌感染诊治能力建设进行了专题调研。

本报告为此次广东调研的区域性总结报告，是系列报告中广东省的相关情况的研究结果。本报告的理论基础是"系统论"，以"整合系统资源、提升系统绩效"为视角，以系统资源配置和整合为切入点，在"同"和"异"辩证思想下对调研单位的相关资料进行系统的比较分析，从系统结构上分析调研单位内部与细菌真菌感染诊治能力建设相关的子系统之间的互动机制，探究系统结构可能存在的问题及其原因，为医院优化系统结构提供机制性建议。

一、调研单位简介

（一）广医一院

广医一院是集医疗、教学、科研以及预防保健等服务于一体的大型三级甲等医院。该院目前开设病床 1500 张，与细菌真菌感染性疾病诊治直接相关的科室有感染性疾病科、呼吸内科亚专科病区、重症医学科以及院感管理科等科室。

该院感染性疾病科有编制床位 28 张，临床医师 10 人，实验室专业技术人员 1 人，在广东省内已经达到感染性疾病科的先进水平。该科室每年收治病例 900 多例，其中危重病例超过 50%，死亡率约为 2.63%，但是收治病例中细菌真菌感染的比例不高。该科室除常规病房外，还配置了人工肝的治疗室、病毒性肝炎的实验室以及肝病的研究室。从上述情况可知，该科室无论是基础设施配备，还是人才能力方向都是以肝病诊治为主的，细菌真菌感染性疾病诊治的转型升级还处于启动前期或者启动阶段。

该院的呼吸内科发展形势非常好，亚专科分得比较细，其中呼吸科一病区是专门诊治肺部感染的亚专科。该病区共有编制床位 46 张，其中包括肺移植手术患者的床位（肺移植容易出现肺部感染），人才梯队比较合理，基本上都是硕士及以上学历。肺部感染具有明显的流行病学分布，广东省的肺部感染患者中细菌真菌感染居多。该病区每年收治病例多达 2300 例，其中疑难复杂病例的比例超过 93.72%，危急重症抢救的成功率高达 95% 以上。

该院的重症医学科是华南地区最早建立的、实力最强的，属于国家临床重点专科。该科室有两个病区，共有编制床位 37 张，临床医师 29 人，护士 100 多人。该科室收治的患者包括肺部、腹腔、泌尿系统以及软组织等部位或者系统的感染，收治患者的感染程度在上述三个科室中最为严重，相应的病情也是最为复杂和危急。

该院由院感管理科负责对上述临床科室的感染病例诊治情况以及抗菌药物使用情况进行管理，其管理的手段主要包括对抗菌药物使用率、强度等相关指标进行监测和评价、对耐药菌进行监测和报告等。

（二）南方医院

南方医院是一所集医疗、教学、科研和预防保健为一体的大型综合性三级甲等医院。该院与细菌真菌感染诊治相关的临床科室有感染内科、感染管理科、呼吸与危重症医学科、重症医学科、血液内科以及神经内科等，与之相关的医技科室有药剂科、检验科、医学影像科以及病理科。2018年，该院收治相关感染性疾病患者数量高达7000余例，约占全院总收治患者的7.31%，其中泌尿道感染（1926例）、肺炎（1088例）和发热待查（713例）位居前三。

该院的感染内科为国家临床重点专科，有编制床位154张，分为肝脏中心病区、疑难感染（发热）病区、肝脏肿瘤病区等三个病区，年收治病例数为4200例。该科室拥有独立的一流的、专业的感染性疾病科ICU病房/负压病房，为重症感染患者提供生命支持保障。

该院的感染管理科是广东省预防医学会医院感染控制专业委员会主委单位，是国家卫生健康委员会医院感染管理专项技能培训基地、广东省药学会抗感染药物合理应用培训基地，是该院细菌真菌感染诊治体系最坚实的力量。2018年，该院感染管理科疑难感染性疾病患者院内会诊1484次，2019年1—4月份接近600例，会诊病例中涉及多学科、复杂感染的病例取得了较好的效果。同时，该科室协助抗菌药物管理专家组制定预防用药规则，确保抗菌药物的使用和控制。科室定期对全院住院患者抗菌药物抽查，有针对性地对使用碳青霉烯和替加环素等特殊级抗菌药物进行重点抽查，对于特殊级抗菌药物使用多的科室进行抗菌药物规范化使用的专题讨论。

多年来，该院举办了很多与感染相关的培训项目，其中包括连续9年的举办医院感染综合管理技能短期进修班、组织全院各ICU感控员参加《ICU感染防控措施专项系列培训》专项培训、针对重点项目CRE等耐药菌的重点科室人员培训，并主办了两期广东省药学会抗感染药物合理应用培训基地短期进修班。

（三）中山三院

中山三院是国家卫生健康委员会直属的综合性三级甲等医院。该院感染性疾病科是全国规模最大的感染性疾病科，是国家临床重点专科、感染性疾病诊治协同创新中心成员单位以及中华预防医学会感染性疾病防控分会等多个学会的主委单位。由于历史原因，该院曾将感染性疾病科迁出独立发展，所以现今该科室体量上相当于一所小型专科医院。该科室共有医务人员共 196 人（其中医师 81 人），高级职称 38 人，博士生导师 8 人，分设 7 个病区，开放总床位数为 278 张，2018 年门诊量为 32.4 万、年收入达 3.4 亿，2016 年出院病例数为 7000 多例。

该院发热感染团队由临床组、AMS 小组、临床微生物、临床药剂师以及感控科等五大部分组成，其中临床组由感染性疾病科主任领衔的临床医师组成，AMS 小组由副院长兼感染性疾病科支部书记领衔以及医务部主任等人员组成。

该院 AMS 小组成立于 2016 年 8 月，其运行模式为医务科负责组织、协调和反馈，通过"AMS 走进临床""AMS 学术沙龙"等方式将相关的卫生技术人员的专业能力和技能进行整合和组织，临床、医技和护理科室及人员针对相关的病例及其治疗方案进行充分的信息交流和沟通，该模式也是 AMS 小组运行的一般模式，称之为"职能部门搭台，专业人员唱戏"。该院 AMS 小组的管理机制主要包括对全院抗菌药物科学、合理应用的事前管理、事中管理和事后管理。事前管理是指 AMS 小组通过"教、考、查"的方式对临床医师的处方权进行限制和管理。事中管理包括三个方面：①通过信息系统监测临床医师的处方行为，对异常处方行为进行警示；②按照临床路径严格规范临床医师的用药行为；③通过多学科会诊（MDT）的形式，提高临床医师抗菌药物科学、合理使用的意识和能力。事后管理是指组织临床专家进行以病例讨论为核心的处方点评模式，从而发现临床医师处方行为的问题。

该院有多位学员曾参加"培元"项目理论和实践的培训，其中包括发热感染亚临床组负责人刘静医师，参加"培英"和"培微"项目培训的学员也不在少数。学员普遍反映培训效果对于个人的能力提升具有非常重要的意义，并且在完成培训后，医院给予了他们发挥自身作用的平台和机会，以期通过会诊和交流带动医院整体的抗菌药物科学、合理使用的意识和能力同步提升。

二、调研单位细菌真菌感染诊治能力建设的成绩与困境

（一）广医一院细菌真菌感染诊治能力建设的成绩与困境

由于历史原因，广医一院在学科发展上优先发展呼吸内科，并通过呼吸内科的优势凸显医院的实力，进而带动与呼吸内科相关的其他学科发展。广医一院虽然建设了强大的感染亚专科以及重症医学科，但是对于中枢、腹腔或者其他部位、系统的感染就显得鞭长莫及了，这个与该院的学科建设的方向是息息相关的。该院借助强大的呼吸疾病诊疗平台建设和发展细菌真菌感染诊治系统的能力，在此过程中取得了优秀的成绩，但是"旧基础"又成为"新困境"。

1. 广医一院细菌真菌感染诊治能力建设的成绩

该院细菌真菌感染诊治能力建设的成绩之一便是该医院是"广东省耐药监测省级质控中心"和国家耐药网华南区分中心，是广东省"三网联动"的牵头单位。在钟南山院士及其团队的努力和影响下，广医一院成为广东省甚至是华南区耐药监测体系的"中心"，该体系由覆盖南方8省的400多家医院组成，而广医一院在其中发挥着领导和管理作用。

该院细菌真菌感染诊治能力建设的成绩之二便是该院在感控科的管理之下，呼吸内科、重症医学科以及感染性疾病科等科室多重耐药菌检出率控制情况良好。该院感控科依据相关的宏观政策从医院中观管理层面对上述各科室多重耐药菌进行全面的监测，对相关数据进行逐年分析，并将结果反馈给各科室医务人员，有医务人员根据地域特色和流行病学特征对抗菌药物进行合理选择和使用，从而控制了多重耐药菌的检出率。

该院细菌真菌感染诊治能力建设的成绩之三便是卓超教授等专家对广东省其他地市医院的医务人员进行理论与实践结合的培训、宣教等。教学从临床病例出发，可以使学员对各种感染性疾病的临床诊治思路、抗菌药物合理应用以及不良反应监测等产生更为深刻的感受。通过这种多元化的工作和干预，影响基层医务人员抗菌药物的处方行为，将医院自身的成绩和经验推广和传播到全省区域。

2. 广医一院细菌真菌感染诊治能力建设的困境

广医一院细菌真菌感染诊治能力建设的困境之一便是学科发展失衡，现有的感染性疾病科发展现状不理想，发展前景欠光明。在钟南山院士努力和带动下，该院呼吸内科和重症医学科蓬勃发展，实力超群，但是相应的资源倾斜便会造成该综合性医院的发展方向过于单一，致使本应处理和诊治全身性感染的细菌真菌诊疗系统建设成了主要诊治肺部感染的体系，其感染性疾病科现在仍然未走出治疗肝病的困境，其转型升级之路还很漫长，相应的资源和平台需求也是很大的。

广医一院细菌真菌感染诊治能力建设的困境之二便是还未建立健全高效的会诊机制，细菌真菌感染诊治人员参与会诊的效能并不明显。纵使感染性疾病科医务人员可以通过诊断、治疗本科室的疑难复杂病例体现能力建设和发展的效果，但是在会诊中这种效果可以体现得更加充分，发挥出更大的作用，优化更大范围医务人员的抗菌药物科学、合理应用的意识和行为。然而，该院会诊机制仍然固步于"旧"观念中，例如呼吸感染病按照贯例邀请呼吸内科医师会诊、胃肠感染病请消化内科医师会诊。由于缺乏高效的会诊机制，细菌真菌感染诊治人员参与会诊的效能并不明显，临床医师的会诊观念没有与时俱进，抗菌药物应用意识和能力也没有同步提高，致使医院的抗菌药物科学管理体系和细菌真菌感染诊治能力陷入困境。

（二）南方医院细菌真菌感染诊治能力建设的成绩与困境

南方医院历经"十次更名、两脱军装"，因此该院的历史和文化决定了其表现出与其他医院许多不同。就细菌真菌感染诊治能力建设来看，该医院取得了很多优秀的成绩，但是也面临着不小的挑战。

1. 南方医院细菌真菌感染诊治能力建设的成绩

南方医院细菌真菌感染诊治能力建设的成绩之一是感染内科建设了独立的 ICU 病房 / 负压病房。这表明该医院在感染性疾病科的建设构架上具备了为急危重症的感染患者提供生命保障的基础，同时也体现了医院对于细菌真菌感染诊治系统能力建设及发展的重视和支持。细菌真菌感染诊治系统能力建设及发展很大程度上依赖于专业人员能力和技术的提升，但是相关设施、设备的配置是基础保障，是决定专业人员能力和技术发挥最大限度的基础也是关键。目前，建设独立的 ICU 病房是许多医院（例如安医大一附院）感染性疾病科建设和发展正在努力完成的愿望，但是南方医院已经实现了该愿望。

南方医院细菌真菌感染诊治能力建设的成绩之二是该院的抗菌药物科学、合理应用管理体系，抗菌药物使用率为 30% 左右（标准为 60%），抗菌药物使用强度为 40 左右（标准上下波动）。2011 年，卫生部办公厅印发《关于做好全国抗菌药物临床应用专项整治活动的通知》（卫办医政发 [2011]56 号）后，该院积极开展抗菌药物科学应用的各项管理工作，管理部门严格要求临床科室并督促其科学、合理使用抗菌药物，自此该院抗菌药物使用率和使用强度等指标一直处于达标状态。

2. 南方医院细菌真菌感染诊治能力建设的困境

南方医院细菌真菌感染诊治能力建设的困境之一是感染内科医务人员收入较其他科室而言无明显优势，经济上无法保障人才队伍的稳定。访谈中，院领导和科室领导反复提及安徽省卫生和计划生育委员会《关于印发安徽省提高二级以上医院细菌真菌感染诊治能力实施方案的通知》（卫医秘 [2017]132 号），该通知中规定全省范围内二级以上综合医院的感染性疾病科医务人员收入水平不低于本单位同级别医务人员收入平均水平，期待国家宏观政策能够予以倾斜。显然，安徽省的经验对于广东来说是不可复制的，同样国家宏观政策对于相关诉求的满足也应当慎重。当下，如何通过自身的不断发展和提升，改善科室现有的（收入）经济状况是南方医院细菌真菌感染诊治系统能力建设及发展需要面对的重大困境。

南方医院细菌真菌感染诊治能力建设的困境之二是感染内科和院感管理科体系混乱，权责还需进一步明晰。该院感染相关的会诊由院感管理科负责承担，但是该科室人员数量较少、专业方向覆盖不足致使感染会诊的效能没有充分地释放。然而，感染内科专门负责细菌真菌感染性疾病诊治的医务人员只负责病区而不负责会诊。此外，院感管理科医务人员的职称晋升途径并不明晰，极不利于该科室的可持续发展。按照理想的发展模式看，细菌真菌感染相关的院内外会诊应当由新型的感染性疾病科承担，并以此为契机同步促进医院其他科室的抗菌药物科学、合理应用的意识和能力，但是南方医院现在的状况与此种理想模式相去甚远。

（三）中山三院细菌真菌感染诊治能力建设的成绩与困境

中山三院在全国范围内率先建立感染性疾病科，历经数十年的发展，该院感染性疾病科的规模和实力在全国范围内处于领先地位，但是其发展历程中夹杂着很多历史原因，导致该科室并没有发展成理想的针对细菌真菌感染诊治的专门科室，诊治肝病仍然是该科室的主要业务之一。中山三院感染性疾病科的发展充分体现了该院的特色，也是华南地区综合医院发展感染性疾病科必须思考和参考的范本。毫无疑问，该院感染性疾病科的发展模式虽然取得了许多不错的成绩，但是发展之路也面临很大的困境。

1. 中山三院细菌真菌感染诊治能力建设的成绩

中山三院细菌真菌感染诊治能力建设的成绩之一是该院抗菌药物使用率和使用强度均呈现明显的下降趋势，2018 年抗菌药物使用率低于 40%，抗菌药物使用强度在 40 左右波动。抗菌药物使用情况是反映医院细菌真菌感染诊治能力的重要指标，该院相关指标均已经达到或者接近国家标准，这充分说明该院细菌真菌感染诊治能力建设取得了一定的成效。

中山三院细菌真菌感染诊治能力建设的成绩之二是该院可以明确诊断的感染性疾病病种高达 70% 以上，感染性病例实现好转或者治愈的比例高达 90% 以上。感染性疾病诊治的关键是明确引发感染的病原体，进而选择合适的抗菌药物进行治疗。只有明确了引发感染的病原体以及通过药敏确定合适的抗菌药物，才能够尽可能科学、合理使用抗菌药物，否则只能采用联合用药的方式，如此一来，极可能出现多重耐药的现象。该院感染性疾病病种明确诊断率高达 70%，意味着 100 例感染性疾病病例中有 70 例是可以实现科学、合理应用抗菌药物的；该院感染性病例实现好转或者治愈的比例高达 90%，意味着 100 例感染病例中有 90 例可以实现良性转归。

2. 中山三院细菌真菌感染诊治能力建设的困境

中山三院细菌真菌感染诊治能力建设的困境之一是该医院感染性疾病科医务人员收入不足以吸引和稳定人才，是该科室微观运行的困境。客观来讲，现在并不是所有的医院感染性疾病科医务人员收入相对其他科室均有优势，但是这个目标不会太远。此时，感染性疾病科医务人员的情怀就显得弥足珍贵了。细菌真菌感染诊治能力建设正在路上，无论是医院领导，还是普通医务人员，其对细菌真菌感染诊治的认识和意识都在慢慢提升。因此，感染性疾病科建设和发展必须面对这个在转型升级过程中的困境。

中山三院细菌真菌感染诊治能力建设的困境之二是该院感染性疾病科收治的病例仍然有较大部分是肝病（病毒感染）。由于感染性疾病病原谱已经逐步由病毒转变为细菌真菌等，政策要求建立的感染性疾病科的主要收治病例应该为细菌真菌感染，相应的技术人员的专业和能力也应该针对细菌真菌感染。该院感染性疾病科收治病例中肝病比例仍然较高，既不利于临床医师在实践中学习和发展细菌真菌感染诊治能力，也不利于医院构建和完善抗菌药物合理应用体系，其直接结果是医院对于细菌真菌感染的整体诊疗能力无法提升，抗菌药物无法实现科学、合理的规范应用。

综上所述，三家调研单位均建设了具有一定实力和基础的细菌真菌感染诊治系统。三家调研单位所建立的细菌真菌感染诊治系统虽然在实际工作中取得了不错的成绩，但是也面临着不小的困境。其原因在于，该系统在结构设计和资源分布上，没有瞄准和紧扣该系统的绩效目标，致使三家调研单位的细菌真菌感染诊治能力建设还有漫长的征途需要完成，下文将进行详细分析。

三、调研单位细菌真菌感染诊治能力建设的相关问题分析——基于"整合系统资源、提升系统绩效"的视角

通过对上述三家调研单位相关情况进行回顾，分别归纳、总结其在细菌真菌感染诊治系统能力建设和发展过程中取得的成绩和面临的困境，我们不难发现：从理论上看，这其实是一个有关如何提升系统绩效的问题，换言之，将医院视为一个系统，其系统绩效目标是建设和发展（提升）医院的细菌真菌感染诊治（的综合）能力。后文将从"整合系统资源、提升系统绩效"的视角切入，分析调研单位系统绩效目标（建设和发展医院的细菌真菌感染诊治能力）达成和提升的机制，通过对三家调研单位相关资料进行比较分析，探究系统绩效实现机制低效或者无效的机制性原因，并提出相应的机制性建议。

（一）调研单位细菌真菌感染诊治系统的分析——基于系统结构和资源分布

"系统论"的理论根基是系统的结构决定功能，系统结构通过影响资源分布以及其发挥的作用来决定系统的功能，因此一个系统的结构及其资源分布是影响其系统绩效的重要因素。

由于各个医院的自身条件和平台不尽相同，仅仅依靠抗菌药物使用率和使用强度

等指标衡量系统绩效是不合适的，我们认为此时应该用院内外会诊的情况（包括数量和质量）作为衡量细菌真菌感染诊治能力建设绩效的主要指标。原因有二：①抗菌药物科学管理支撑体系发挥作用的主要途径是会诊，这是该子系统与医院其他子系统的互动机制重要组成部分。②医院细菌真菌感染诊治能力建设是一个动态的"螺旋式上升"过程，抗菌药物管理技术支撑体系的会诊情况恰恰是一个具有动态特点的信息指标。

1. 广医一院

广医一院细菌真菌感染诊治资源分布过于分散，且（全身性）细菌真菌感染诊治的中心没有得到明确确立。虽然该院相关科室设置齐全且相关科室尽职尽责，但是这并不代表所有相关科室的工作累加结果就完完全全覆盖了细菌真菌感染诊治系统的所有任务。

该院感染性疾病科现今仍然以收治肝病为主要业务，无法承担细菌真菌感染诊治、疑难病例会诊等任务。虽然该院建设了实力强大的重症医学科和肺部感染亚专科，但是这并不代表该院的细菌真菌感染诊治能力建设符合政策要求，例如中枢感染、腹腔感染等未被囊括。该院的医技科室配备了先进的设备和优秀的技术人员，但是由于临床科室的业务目标出现偏差或者未能达到预期，其在细菌真菌感染诊治系统中发挥的作用也会因此受限，甚至由于长期不能全面地接触细菌真菌感染（中枢或者腹腔感染）的临床病例而导致专业水平无法得到长足发展。

该院外科医师的会诊意识仍然停留在过去的时代，这也从侧面说明该院的细菌真菌感染诊治系统存在感不高或者存在感不集中。细菌真菌感染诊治系统专业人员通过会诊影响和促进其他科室医务人员抗菌药物科学、合理应用的意识和能力并传播理念和影响（增强存在感），但是由于该系统存在感还不足以达到被邀请会诊的程度，于是该问题就演变成了一个"螺旋式"的恶性循环问题。想要破除该困境，单纯依靠相关科室的努力是无法完成的，必须依赖医院管理层面的大力支持，构建系统化的结构以及集中优势资源，从而使该系统实现相应功能并发挥作用和传播影响。

在系统构建中，广医附院始终没有走出"旧理念"，没有及时将现有的与感染性疾病相关的资源集约化、系统化，使其发挥"1+1＞2"的作用，甚至有可能出现"1+1＜2"的结果。该院的感染性疾病科编制床位仅有28张，而呼吸内科一病区（肺部感染病区）编制床位就有34张，仅从床位资源的配置和分布就不难洞悉该院的发展重点和战略了。当然，影响系统结构和资源分布的因素是非常复杂的，但是这种结构和资源分布是极不利于医院发展细菌真菌感染诊治能力的。

系统化建设和发展细菌真菌感染诊治能力并不只是单纯的资源倾斜，相关资源的倾斜是一个重要基础，其最为关键的是该系统如何构建才能发挥资源的最大利用效率（最优系统结构）。上述床位等资源配置确系广医一院细菌真菌感染诊治能力建设的一个重要问题，但是该院的系统结构却是核心问题。

2. 南方医院

该院感染内科成立了专门诊治细菌真菌感染的病区（亚专科），该病区的负责人也是细菌真菌感染诊治方面的专家。由于该院感染内科体量较大，所以该院诊治细菌真菌感染的病区基本上可以承担相应的业务。独立的 ICU/ 负压病房，是该科室诊治复杂疑难感染病例的重要保障。

该院感染内科的临床医师只负责亚专科病区的细菌真菌感染病例，而相关的会诊工作由该院的感染管理科负责，换言之，该院感染内科和感染管理科体系混乱，权责需进一步明晰。系统的结构决定系统功能，此两个子系统的结构和功能出现紊乱，必然导致两者在互动过程中无法实现最优。

该院之所以如此设计，其目标是实现两个子系统的精确分工，但是从理论上讲子系统分工后其功能必须实现协同，否则"分工等于分家"，甚至有可能因为协同机制失效出现"1+1<1"的现象。从系统结构设计上讲，这两个子系统有重叠之嫌；从系统资源配置上讲，这两个子系统有人力资源浪费之嫌。

对于感染管理科而言，该科室人数较少，却承担着感染会诊、抗菌药物管理和医院感染管理与控制的工作等。从专业角度上讲，该科室年轻医师只参加会诊而不管病区，只讨论病例而不医治病例，不利于年轻医师专业能力发展和提高；从晋升机制上讲，该科室年轻医师的职称晋升体系并未明确，不利于该科室人才队伍的可持续发展；从经济因素上讲，由于会诊的收费价格不能体现医务人员的价值，因此只看会诊对于医务人员价值实现和体现是严重不足的，这可能会打消医务人员的积极性。

对于感染内科而言，该科室人才储备充足，实力较强，但是临床医师只管病区而不参与会诊。如此一来，其强势的专业基础不能被充分利用，也不能实现通过会诊展示细菌真菌感染诊治系统的能力，进而提升全院其他科室医务人员抗菌药物科学、合理应用的意识和能力。

该院应当对这两个子系统的人员、职权等进行整合，这样不仅可以明确每一位医务人员的职业发展路径，还可以整合系统资源、提高系统绩效。如果由感染内科承担全院的感染性疾病会诊，那么感染性疾病会诊的广度和深度会得到极大的扩增。如此一来，既可以将感染内科能力提升效果应用于促进全院整体实力、缩短平均住院日，节约医疗成本，也可以同步促进其他临床科室抗菌药物科学、合理应用的意识和能力。

这种整合不仅要考虑临床方面的业务分工，也要考虑医院管理的实际。感染管理科的性质应该属于职能部门，但是该医院感染性疾病科既具备职能部门性质，也具备业务科室性质。因此，整合必须考虑其业务职权和职能职权的归属，不应该只是停留于此两个子系统的整合，而应该从医院中观管理层面对医院各个科室进行规划和整合。

3. 中山三院

该院感染性疾病科属于大科室，在其科内成立细菌真菌感染诊治的亚专科或者病区，换言之，诊治肝病仍然是该院的感染性疾病科的主要业务之一。如此一来，如何权衡肝病的诊治和细菌真菌感染诊治的能力建设和发展，尤其是如何权衡科室对两者的资源配置，是该科室需要面对和考虑的重要问题。

该院感控科主任由感染性疾病科教授担任，因此感控科和感染性疾病科之间便建立了有效的联动和互动机制。这种构架设计对于医院细菌真菌感染诊治能力建设是多有裨益的，因此被很多医院所接受和肯定，例如复旦大学华山医院等。

该院感染性疾病科院内会诊平均每月为 120 例，院外会诊平均每月为 20 例。该科室参与会诊的数量和力度和科室规模严重不符，如此庞大规模的感染性疾病科本应该承担医院更多的感染相关的会诊，但是其结果事与愿违。这说明该科室与医院其他科室的联动与互动机制运行无效或者低效，或者是，子系统之间缺乏联动或者互动机制。如前所述，感染性疾病科作为一个子系统在医院整体细菌真菌诊疗系统能力建设中的作用，不仅仅只是完成子系统内的日常工作和职能，其子系统功能更大的作用在于参与其他科室的会诊。如此一来，该科室既可以借此提升整个医院细菌真菌治疗能力和抗菌药物科学、合理使用意识和能力的目标，亦可以借此奠定科室在医院内的地位。

（二）系统绩效涌现的机制与环境

医院细菌真菌感染诊治系统的绩效目标是提升和发展医院整体的细菌真菌感染诊治以及抗菌药物科学、合理应用的综合能力。"医院整体"便是一个大系统，其中包括感染性疾病科、重症医学科等子系统，也包括其他的临床科室等子系统，例如外科等，也包括医务科、感染管理科等职能科室子系统。

所谓"涌现"，通俗来讲就是"整体大于部分之和"，因此系统绩效提升不单单只是抗菌药物管理技术支撑体系这一个子系统的功能体现，而是医院内所有与之相关的子系统的累加。理想化的系统绩效实现，有赖于该系统涌现产生，即实现"整体大于部分之和"，但是系统的涌现产生需要依赖其机制和环境。

机制有三：①非线性相关作用，即子系统之间互联与协作机制的建立；②差异的整合，即子系统的优势和劣势进行有机重组，实现"取彼之长，补己之短"；③等级层次结构，初级子系统互联组成次级子系统，次级子系统互联组成高级（子）系统，每一次重组均可以实现一次涌现（良性运行），最后实现整个系统的涌现。

环境是指保障上述机制良性运行的环境因素。单一机制的建立和机制运行效果之间的因果关系并不是简单的必然性关系，而是一种或然性关系。那么，又是什么在支配或者影响这种或然性的关系最后出现的不同结果呢？我们将其定义为"环境因素"，即因果机制运行的环境。同样的原因，在不同的环境因素的影响下，会出现不同的结果，进一步言之，机制良性运行依赖于相关环境的存在，见图 8-1。影响或者支配因果机制取得预期或者良性运行结果（效果）的环境因素，称为"机制良性运行环境因素"。

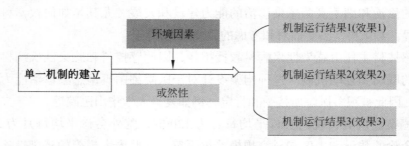

图 8-1　环境因素影响下的机制建立和机制运行结果（效果）的因果关系

综上所述，医院细菌真菌感染诊治系统绩效涌现产生取决于上述三个机制的建立以及机制良性运行环境的存在。

首先，子系统之间必须建立非线性相关作用，即子系统之间必须建立互联与协作机制。所谓"非线性相关作用"是指彼此之间促进作用不仅仅是单向静止的，而是一个双向或者多向的动态作用。医院细菌真菌感染诊治系统是以感染性疾病科为中心的多个子系统组成的，其中感染性疾病科、临床药剂师和临床微生物专业人员组成的抗菌药物管理技术支撑体系是这个系统的重要组成部分。该系统的子系统之间的"非线性相关作用"便是会诊机制，该机制的动态作用机制此处不再赘述，此处将对该机制发挥良性运行的环境因素进行相关讨论。三家调研单位的感染性疾病诊治相关的会诊机制均未实现理想预期，其重要原因是因为该机制的环境因素过于恶劣，无法发挥其最佳效果。可能存在的原因是会诊收费价格过低，无法体现医务人员的价值，甚至发起会诊的科室还有可能出现亏空，导致其他临床科室要求感染性疾病科参加会诊积极性不强以及感染性疾病科临床医师参加会诊动力不足。如此一来，这便产生了恶性的"非线性相关作用"，无论是邀请方还是被邀请方均不希望该会诊机制发挥作用。因此，只有制定合理的会诊收费价格，充分地体现医务人员的价值，优化"非线性相关作用"环境因素，才可以逆转这种恶性的"非线性相关作用"，使其变为良性的"非线性相关作用"。

其次，整合医院相关子系统，集中优势资源，进一步完善系统结构和资源配置体系。正如前面所言，感染性疾病科临床医师的优势在于在会诊中起到"四两拨千斤"的作用，为其他科室减少平均住院日进而减少医疗资源浪费。医院感染管理科的优势在于通过专业知识和技能减少医院感染的发生，也可以控制细菌真菌耐药问题。正如前面所言，感染性疾病科和感染管理科的系统构架和资源分布决定了这两个子系统能否可持续地发挥高效的协同作用，中山三院的系统构架和资源分布值得其他以医院参考和学习。在医院中观管理层面就抗菌药物管理成立了诸如药事委员会、AMS 小组等组织，在临床抗菌药物应用中又积极推行 MDT 模式（多学科会诊）。如此一来，医院就抗菌药物管理这一个命题建设了至少三种形式或者组织体系，这些形式或者组织体系之间不可避免地会出现交叉或者矛盾的地方，进而产生资源浪费或者权责不清的现象。这些形式或者组织的建设固然是整合医院相关子系统，集中优势资源的有效措施之一，但是其实现良性运行还有赖于其环境因素。如果环境因素是适宜的，院内相关规章制度对这些形式或者组织体系的权责界定清晰，那么它们便会良性运行并产生更高的绩效。

最后，子系统的每一次重组过程中均实现涌现。医院细菌真菌诊疗系统是通过子系统的多次重组实现的，感染性疾病科与临床药学、临床微生物专业人员组成抗菌药物管理技术支撑体系，而抗菌药物管理技术支撑体系和其他临床科室以及职能科室组成医院系统，见图8-2。感染性疾病科与临床药学、临床微生物专业人员之间的协作机制实现良性运行，便可以实现第一次组合的涌现。当然，该子系统的良性运行依赖于其（良性运行）环境的存在。

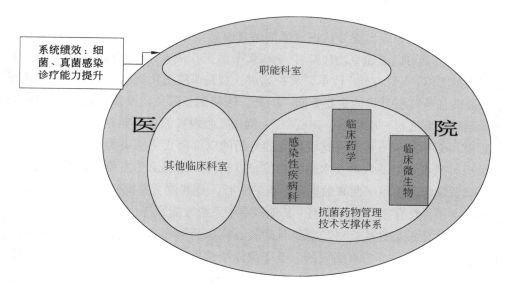

图 8-2　医院细菌、真菌感染诊疗系统

综上所述，医院细菌真菌感染诊治系统产生涌现依赖于子系统的科学重组（系统结构的科学设计或者优化）、系统资源的合理配置以及子系统之间协作机制等三个机制的建立及其良性运行环境的保障。

（三）优化系统结构、整合系统资源的路径及策略

如上所述，系统结构的科学设计决定了子系统之间每一次重组能否产生绩效涌现，是整个系统产生涌现的关键机制和基础条件。而系统资源分布依赖于系统结构，整合系统资源也是以优化系统结构为基础的。医院细菌真菌感染诊治系统是医院层面的系统设计或者优化，应当对住院部与门诊部子系统、科室子系统等结构进行科学的设计

或者现有结构的优化。

三家调研单位中，感染性疾病科或者感染科均没有专门针对细菌真菌感染开设的门诊，其发热门诊可能会收诊部分感染病例，其住院部病区的大部分患者是其他科室或者医院转诊而来的。如此一来，该院的感染性疾病科便没有直接面向患者的"桥头堡"，由于缺乏"引流"环节或者"引流"环节没有发挥作用，导致该科室无法实现真正的独立运行和发展。没有针对细菌真菌感染的专科门诊，即使建设了规模庞大的病区，感染性疾病科的发展还是会受限，甚至会出现病床资源"规模不经济"的问题。因此，相关医院应当优化感染性疾病科的门诊和住院系统结构，使之可以实现"非线性相互作用"。在目前看来，医院不妨先试点开设专门针对细菌真菌感染的门诊，根据两个子系统之间的运行效果进一步调整或者优化其结构。

前文已经对科室子系统之间结构优化的问题进行了相关讨论，但是相关论述不够系统，下文将系统地讨论该问题。

首先，医院领导应当充分认识发展细菌真菌感染诊治能力对于医院整体运行的意义。从短期看，其可以缩短平均住院日，为医院节约医疗成本，以适应即将全面推开的"总额预付下的 DRG 支付方式"改革，从长远讲，其是医院适用疾病谱改变、向未来承担更加重要的任务转型升级的重要方向。因此，医院刻意避免建设新型的感染性疾病科，不能总是幻想着通过"旧平台、旧资源"（例如呼吸内科的感染亚专科）去应对（全身性）感染，必须坚定不移地将建设独立的专门的以细菌真菌感染为主要收治病例的感染性疾病科或者学组的政策要求落实到位。以细菌真菌感染为主要收治病例的感染性疾病科或者学组是医院细菌真菌感染系统的中心，是其他子系统存在的依靠，换言之，只有该科室子系统存在且发挥作用，其他科室子系统才能发挥相应的作用。

其次，优化感染性疾病科与感染管理科、临床药学和临床微生物等辅助科室等子系统之间的结构也是非常有必要的。至于彼此结构进行优化的具体措施在前文中已经提及，此处只讨论一个概念——"大感染性疾病科"。在访谈过程中，许多领导和临床专家都呼吁建设"大感染性疾病科"，该概念字面上只增加了一个"大"字，但是意味着系统结构的重构和系统资源的整合。系统结构的重构是指将感染性疾病科与感染管理科、临床药学和临床微生物等辅助科室的子系统结构进行重组，包括人员结构和职权划分等。系统资源的整合是指上述子系统科室人员的职称晋升、薪酬待遇等统一于一个体系之内，通过职称晋升、薪酬待遇等方面的激励和问责机制将上述人员的专业知识与技能组织在一起，实现"同进同退、共进共推"进而实现系统涌现。当然，该理念目前还没有得到实践充分的检验，还需要试点和进一步的理论设计，不过该理念也不失为优化感染性疾病科与感染管理科、临床药学和临床微生物等辅助科室等子系统之间的结构的一种方式。

系统资源整合依赖于系统结构优化，只有以适应的系统结构为基础，资源整合才有意义。系统资源分为人、财、物、技术以及信息等，但是此背景下整合人力资源才是关键，建设和发展细菌真菌感染诊治的人才队伍是关乎医院细菌真菌感染诊治能力建设的基础要素。只有存在数量和质量均满足需求的人才队伍，相关组织和管理制度、措施以及系统结构优化才能发挥作用。

目前来讲，三家调研单位均非常重视人才队伍的个体能力提升，例如推荐学员参加"培立方"项目以及开展或者参加各种院内外培训项目。因此，三家调研单位在提升人才队伍的个体能力方面的工作是无可挑剔的。

然而，个体能力提升并不意味着系统整体能力建设取得了相应的效果。如前所述，感染管理科年轻医师在培训项目中个体能力提升迅猛，但是其在医院内只看会诊而不管病床，该能力利用效率是非常低的。同样，感染内科年轻医师在培训项目中个体能力提升明显，但是其在医院内只管病床而不看会诊，所提升的能力也没有实现最大化的利用。

综上所述，系统资源整合依赖于其结构的优化，优化系统结构是提升系统绩效的关键，也是当下各医院细菌真菌感染诊治能力建设必须重新审视和思考的问题，更是走出困境的唯一出路。

四、总结

1. 政策目标的落实情况及关键难点

调研单位均是在自身现有资源和平台上建设和发展医院细菌真菌感染诊治能力。诚然，各个医院离"理想化"的政策目标要求均存在着或大或小的距离，但是调研单位已经克服了较大的困难，尽其最大的努力建设和发展该院的细菌真菌感染诊治能力。就其目前的成绩来看，所调研的医院对于政策目标落实的情况总体还是比较不错的。当然，对调研单位后期的继续调研和评价，以督促其向政策目标不断进步是很有必要的。

就目前细菌真菌感染诊治能力建设和发展的现状来看，各个医院都存在一定的困境和难处，主要分为内部和外部两个方面。内部的困境或者难处主要是对"旧"系统结构进行优化，如何平衡优势科室和新型科室的资源配置等问题，其中有些问题仅仅依靠院级领导是很难解决的，况且院级领导不一定都全力支持医院建设和发展细菌真菌感染诊治能力。外部的困境或者难处主要是会诊收费价格严重地不能体现医务人员的价值，但是该收费价格的管理权因省而异，此事单靠卫生行政部门无法协调，因此需要医院和卫生行政部门的共同努力。

2. 结语

广东省作为改革开放的前沿阵地，其经济发展位居全国之首。作为经济发展的结果之一，其医疗卫生服务提供体系的基础和资源在全国范围内也是名列前茅的。因此，三家调研医院细菌真菌感染诊治资源和平台是非常强大的，但是其表现出来的系统绩效与强大的资源和平台并不相称。如前文所述，我们认为是该系统结构的原因，其系统结构需要进一步优化，进而整合系统资源实现系统绩效的提升。当然，围绕细菌真菌感染诊治能力建设的中心对医院系统结构进行优化，医院领导需要面对和克服不小的困难，因此卫生行政部门也应当帮助医院克服相关的困难，帮助医院完成细菌真菌感染诊治系统的转型升级。长路漫漫，后事可期，希望相关医院早日实现细菌真菌感染诊治能力建设的目标。

第九章

四川省专题调研报告

◗ **内容提要** ▶

　　2019 年 5 月 22 日，由国家卫生健康委员会医院管理研究所牵头组建的专家团队相继对西藏自治区人民政府驻成都办事处医院（以下简称为"华西成办分院"）、成都大学附属医院（以下简称为"成大附院"）、四川大学华西第二医院（以下简称为"华西二院"）就二级以上医院细菌真菌感染诊治能力建设进行了专题调研。本文为此次专题调研的报告，分为以下七个部分：①调研单位的简要介绍。②调研单位细菌真菌感染诊治体系的学科发展及人才队伍建设现状，包括学科发展水平以及人才队伍数量、构成以及参加"培元"计划培训的相关情况。③调研单位抗菌药物管理体系建设现状，包括抗菌药物管理体系架构、运行机制等。④调研单位细菌真菌感染诊治能力建设和抗菌药物应用管理效果介绍，包括细菌真菌感染诊治能力建设现状以及抗菌药物使用率、使用强度等相关指标及其意义。⑤细菌真菌感染诊治体系的系统结构及资源配置分析，以"系统论"为理论基础从系统结构和资源配置上探讨医院细菌真菌诊疗能力建设绩效不高的机制性原因，并提出相应的机制性建议。⑥抗菌药物管理各项指标达标和感染性疾病科以及细菌真菌感染诊治能力建设的辩证关系的讨论，其核心是行政手段和多学科诊疗的专业手段的比较。⑦从科室微观、医院中观以及政策宏观等三个层面对本文讨论、分析的相关问题进行系统性的总结。

　　本报告为此次四川调研的区域性总结报告，是系列报告中四川省相关情况的研究结果。本报告的理论基础是"系统论"，其理论核心是系统结构决定系统功能，其关键路径为系统结构决定着系统内各个子系统的架构及其资源配置，进而影响系统内部资源的利用效率从而决定系统功能。本报告以各个二级以上医院为系统，以其细菌真菌感染诊治能力建设和抗菌药物临床应用和管理水平为系统绩效目标，从系统结构和资源配置分析产生绩效结果的原因，从而对科室微观层面、医院中观层面以及政策宏观层面的相关问题进行总结。

一、调研单位简介

　　此次调研的医院各具特色，均属于具有一定代表性的典型医院，其中华西成办医院为西藏后方基地型医院，成大附院属于市属综合医院，华西二院属于妇女儿童专科医院。在四川地区，部委直属的华西医院具有龙头地位，更为关键的是，华西医院是"培元"计划的实践基地之一，其细菌真菌感染诊治能力也是地区翘楚。在华西医院的影响下，此三家调研单位发展细菌真菌感染诊治能力倍感艰难和压力，因此更能代表属于中间层次的多数二级以上医院。

　　1. 华西成办分院

　　华西成办医院历经 47 年（1971—2018 年）改革和发展，医疗水平和医院等级不断提升。2018 年，该院建设成为集智能化、微创化、信息化为一体的西藏后方三级甲等综合医院。该院收治的患者中，75% 的患者来自于藏区，25% 来自于周边地区。该院现有编制床位 530 张，实际开放床位 674 张，现有职工 826 人，其中临床医师 233 人以及医技人员 58 人，设有 34 个临床医技科室，其中临床科室 28 个，医技科室 6 个，科室设置基本完整、亚专业比较齐全，与医院规模和功能任务基本匹配。近年来，该院年门急诊量均增长率为 15%，年出院患者平均增长率为 13.5%，手术台次逐年增加（2018 年约为 6400 台），平均住院日逐年递减（2018 年约为 10.5d），药占比逐年递减（2018 年约为 24%）。

　　2. 成大附院

　　成大附院属于市属三级甲等综合医院，也是遵义医科大学和成都大学硕士研究生培养基地。该院有编制床位 520 张，实际开放床位 808 张，下设业务科室 42 个。该院已获批四川省医学重点学科（实验室）3 个，分别为骨外科、泌尿外科、临床遗传学实验室；四川省医学重点专科 5 个，分别为胸心外科、呼吸内科、医学检验科、重症医学科、急诊医学科；成都市医学重点学科 3 个，分别为骨科、护理学、临床药学。

　　3. 华西二院

　　华西二院，又名"华西妇产儿童医院"，是国家卫生健康委员会预算管理医院和全国首批"三级甲等"妇女儿童专科医院。该院现有开放编制床位 1580 张，其中华西院区 730 张，锦江院区 850 张，有 22 个临床科室和 6 个医技科室。2018 年，该院门急诊量为 243.2 万人次，出院患者为 5.66 万人次，手术和操作量为 4.21 万人次，分娩 1.24 万人次，平均住院日为 5.40 天。

二、调研单位细菌真菌感染诊治体系的学科发展及人才队伍建设现状

1. 华西成办分院细菌真菌感染诊治体系的学科发展及人才队伍建设现状

截至调研之日，该院尚未建立独立的以细菌真菌感染为主要诊治疾病的感染性疾病科。该院的感染病例由各个首诊科室自行诊疗，其中重症医学科和呼吸内科感染性疾病收治病例较为集中，因此该院从重症医学科（副主任医师）和呼吸内科（主任医师）各抽派了 1 名副高及以上的临床医师参加"培元"计划理论培训。

2017 年 1 月 4 日，该院检验科正式启动临床微生物实验室，并派遣 1 位临床微生物专业技术人员参加"培微"计划理论培训。该科室的职责是为临床提供准确及时的药物敏感试验，给临床诊断提供病原学依据，协助临床医师合理选用抗生素，监测院内感染的流行情况等。

该院药剂科共有临床药师 5 人，其中抗感染专业方向 2 人，因此该院派遣此两位临床药师参加"培英"计划理论培训。

从 2015 年至今，该院共计派出 4 名临床医师、1 名临床药师、1 名微生物检验医师以及 1 名医院感染管理人员到华西医院等上级医疗机构进修学习感染性疾病诊治、微生物检验工作及院感防控等相关内容。

2. 成大附院细菌真菌感染诊治体系的学科发展及人才队伍建设现状

截至调研之日，该院尚未建立独立的以细菌真菌感染为主要诊治疾病的感染性疾病科，但是该院于 2002 年在呼吸与危重症医学科内开设感染亚专科，主要收治肺部的细菌真菌感染。该院呼吸与危重症医学科共有 4 个病区，其中 1 个为感染亚专科病区，该科室曾选派 5 名学员参加"培元"计划理论培训。

该院临床药学室现有 5 名临床药师，曾派遣人员赴台湾等地区学习临床药学经验，在院内广泛地发挥了临床药师治疗和会诊的作用。

3. 华西二院细菌真菌感染诊治体系的学科发展及人才队伍建设现状

该院小儿感染性疾病科是四川省医学重点学科、曾任中华医学会儿科分会感染学组副组长和消化学组委员单位。该科室现有病床 52 张，其中感染病区病床 32 张，不日将增至 70 张病床，下设传染、感染、肝病等医疗组。该科室主要诊治各种儿童传染

性或者感染性疾病，其中包括病毒感染和细菌真菌感染，对儿童耐药细菌真菌感染有独到的诊疗经验。该院儿科教研室副主任、PICU 主任以及小儿感染性疾病科主任等 6 位医务人员曾参加"培元"计划理论培训。

该院临床药学室为药学部 / 药学循证中心的下设亚科室，组长职称为副主任药师，其主要职能是不良反应监测以及药物合理使用监测。该院临床检验科是国内一流的妇产儿童疾病检验、教学和科研人才培养中心，是全国第一家也是唯一一家同时通过 ISO15189 和美国病理学家协会（College of American Pathologists，CAP）认可的专科医院实验室。该科室拥有专业化的标本采集队伍，从分析前的标本采集、运送到分析后的标本冷藏，技术实力在国内首屈一指。

三、调研单位抗菌药物管理体系建设现状

1. 华西成办分院抗菌药物管理体系建设现状

目前，该院尚未建立独立的以细菌真菌感染为主要诊治疾病的感染性疾病科，其抗菌药物管理技术支撑体系建设尚在起步阶段，因此该院细菌真菌感染多学科诊疗模式尚未完全成型、稳定，尚处在发展、进步的过程中。由于该院 ICU、呼吸内科日常接诊细菌真菌感染比其他科室多，病例病情比其他科室严重，因此上述科室细菌真菌诊疗能力较其他科室而言属于优势科室，但是当下此两个科室解决本科室的问题尚且难以为继，更无能力和力量去帮助和引导其他临床科室提升细菌真菌诊疗能力和抗菌药物合理应用的意识和能力。

迫于抗菌药物临床应用各项指标考核的政策压力，该院在药事管理与药物治疗学委员会下设置抗菌药物管理小组以及 AMS 工作推进小组，以促进医务人员合理使用抗菌药物，更为确切地讲，其目标是促使抗菌药物使用率和强度等指标达标。

该院抗菌药物管理体系的大体架构如前所述，AMS 工作推进小组由临床医师、临床药师、临床微生物专业人员以及医务、信息等职能科室人员组成，并邀请华西医院细菌真菌感染诊治方面的专家担任小组顾问。

该院从采购、使用和监管等三个环节对抗菌药物管理体系进行制度建设，持续建设、修补和完善制度系统。该院严格抗菌药物目录的遴选工作和流程，从临床科室提交抗菌药物新药申请、答辩到 AMS 小组讨论、审议最后医院药事会审议。该院抗菌药物临床应用情况监测手段主要是通过信息系统监测和预警相关指标，通过处方点评发现抗菌药物不合理应用的病例和相应的临床医师。该院抗菌药物临床应用情况纳入医疗质量综合目标考核，直接考核到科室和医师个人，其反馈措施主要包括三个方面：①每月轮流到各临床科室召开合理用药处方点评会，全院不合理使用抗菌药物的医师必须到场，同时召开点评会的科室医师也必须全部到场；②向相关科室主任发放抗菌药物临床

应用沟通单，要求科室组织学习，三日内回复整改措施；③每月在医院内网公布药事质控资料，其中包括抗菌药物使用情况，并要求科室医疗质量与安全管理小组学习讨论。

2. 成大附院抗菌药物管理体系建设现状

该院 AMS 小组由医务科牵头，质控部、临床微生物实验室、药剂科参与组建，以细菌真菌感染诊治专家（临床医师）为核心，其作用机制主要是组织多学科会诊，由医务科负责组织、协调，临床科室、药剂科以及临床微生物实验室等科室专业人员对疑难病例进行讨论。参加"培元"计划理论培训的学员列席 AMS 工作会议，并发挥专业作用。

由于该院尚未建立独立的诊治细菌真菌感染的感染性疾病科，因此该院 AMS 小组的核心临床专家主要来自于收治细菌真菌感染数量较多的呼吸科或者血液科。如此一来，该院对于中枢、腹腔以及泌尿系统等部位或者系统的细菌真菌感染的诊疗能力建设薄弱，抗菌药物管理能力和水平有待进一步建设和完善。

3. 华西二院抗菌药物管理体系建设现状

该院尚未建立规范、有效的抗菌药物管理体系，抗菌药物管理主要通过行政手段完成，细菌真菌感染多学科诊疗模式建设效果不明显。究其原因，该医院属于妇女儿童专科医院，抗菌药物管理体系建设模式与同等级别（部委直属）综合医院差异悬殊。

2000 年开始，该院定期向临床发布本院细菌分离菌种构成及耐药情况，其中院感情况以通报、检验通讯等形式发布，耐药监测情况以小册子形式发布。该院每两周举办一次儿科青年医师学术沙龙，其中包括抗菌药物合理使用专题。该院共举办了 5 期儿科感染、血液、呼吸、PICU、临床药师、临床微生物、影像等多学科的疑难感染病例讨论会，曾邀请卓超教授进行在线病例点评。该院疑难感染病例多学科会诊，每年大概进行数十例。

四、调研单位细菌真菌感染诊治能力建设和抗菌药物应用管理效果

（一）华西成办分院细菌真菌感染诊治能力建设和抗菌药物应用管理效果

1. 华西成办分院细菌真菌感染诊治能力建设效果

该院尚未建立以细菌真菌感染为主要诊治疾病的感染性疾病科，抗菌药物管理技术支撑体系发挥的作用十分有限。目前，该院重症医学科和呼吸内科承担并负责该院较大部分（存在选择偏差）细菌真菌感染病例的诊疗，因此该院中枢感染、腹腔感染

或者泌尿系统感染等其他系统或者部位感染诊疗的能力是有限的。

该院临床药师仅有 2 人，临床微生物实验室启动使用不满 3 年，换言之，细菌真菌感染诊治辅助科室建设也在路上，还有很大的进步空间。

2. 华西成办分院抗菌药物应用管理效果

从 2012—2018 年，该院门诊抗菌药物处方比例均低于国家标准（20%），大体上呈现逐年下降的趋势，于 2018 年达到最低水平（9.89%）；该院门诊抗菌药物处方比例均低于国家标准（40%），大体上呈现逐年下降的趋势；该院住院患者抗菌药物使用率均低于国家标准（60%），2016 年该指标达到最低为 34.32%；2013 年以后该院住院患者抗菌药物使用强度均低于国家标准（40DDDs），2016 年该指标降到最低为 28.1DDDs；该院Ⅰ类切口手术抗菌药物预防使用率逐渐接近并稳定于国家标准（30%），2016 年该指标降到最低为 22.57%；该院Ⅰ类切口手术患者预防使用抗菌药物时间不超过 24 小时比例逐年上升，2018 年该指标上升至最高为 99.73%。

该院住院患者抗菌药物使用率、使用强度、Ⅰ类切口手术抗菌药物预防使用率以及Ⅰ类切口手术患者预防使用抗菌药物时间不超过 24 小时比例在 2016 年降到最低以后出现回升现象的原因是，2017、2018 年该院等级提升后收治病例的病情程度日趋复杂。

（二）成大附院细菌真菌感染诊治能力建设和抗菌药物应用管理效果

1. 成大附院细菌真菌感染诊治能力建设效果

该院尚未建立以细菌真菌感染为主要诊疗疾病的感染性疾病科，抗菌药物管理技术支撑体系发挥的作用十分有限。该院血液科和呼吸科对于其他部位或者系统的细菌真菌感染进行有效诊治的能力有限，对外科等科室抗菌药物临床应用的科学指导也是鞭长莫及。因此，该院细菌真菌感染诊治能力建设可以进步的空间也是非常巨大的。

2. 成大附院抗菌药物应用管理效果

从 2016—2018 年，该院抗菌药物费用占比逐年下降，依次为 13.15%、12.14% 和 11.26%，抗菌药物使用率和使用强度均低于国家标准（60% 和 40DDDs），围术期抗菌药物使用率均低于国家标准（30%）。

（三）华西二院细菌真菌感染诊治能力建设和抗菌药物应用管理效果

1. 华西二院细菌真菌感染诊治能力建设效果

"冷门"的儿科和"不热门"的感染性疾病科交叉的小儿感染性疾病科建设和发展面临的形势是非常严峻的，因此儿童细菌真菌感染诊治能力建设面临的挑战和需要克服的问题远远多于成人。华西二院细菌真菌感染诊治能力建设在严峻的形势和复杂的环境下取得了一定的成绩，该院小儿感染性疾病科在西南地区属于一流水平。该院临床药学室和临床微生物检验专业水平能力建设也取得了一定的成绩和效果。

2. 华西二院抗菌药物应用管理效果

2018年，该院儿科门诊（17.52%）、急诊（49.93%）和妇产科门诊（5.53%）、急诊（7.26%）以及住院患者（46.47%）抗菌药物使用率均低于国家标准（国家标准分别依次为25%、50%、20%、20%及60%）。全院抗菌药物平均使用强度（31.98DDDs）、妇产科抗菌药物使用强度（27.62DDDs）均低于国家标准（40DDDs）。全院抗菌药物平均送检率（83.31%）、限制级抗菌药物送检率（87.40%）以及特殊级抗菌药物送检率（96.69%）均明显超过国家标准（国家标准分别依次为30%、50%及80%）。全院Ⅰ类切口抗菌药物预防使用率（12.21%）明显低于国家标准（30%）。

五、细菌真菌感染诊治体系的系统结构和资源配置分析

（一）细菌真菌感染诊治体系系统结构概述

按照"1281号文"的要求，医院细菌真菌感染诊治体系建设的一般模式是在职能部门的组织、协调和控制下，感染性疾病科与临床药学、临床微生物专业人员组成抗菌药物管理技术支撑体系，而抗菌药物管理技术支撑体系与其他临床科室双子系统形成平行结构，见图8-2。医院细菌真菌感染诊治体系的系统结构包括门诊和病区子系统结构、科室子系统结构等两大部分，其中门诊和病区子系统结构主要是指感染性疾病科的门诊和病区的架构及其职权划分和资源配置、科室子系统结构主要是指相关的临床科室、医技科室以及职能科室的架构及其职权划分和资源配置。

首先，感染性疾病科门诊和病区子系统结构及其资源配置决定着感染性疾病科在医院内的发展前景和战略地位。

感染性疾病科以细菌真菌感染为主要诊治疾病，其收治病例病情复杂程度参差不齐，单纯依靠外院或者其他临床科室进行转诊，该科室极难生存和发展。究其原因，转诊而来的病例势必病情复杂甚至出现严重的细菌耐药问题，可能病例的最佳治疗时间已经被耽误，如此一来，感染性疾病科将面临难度极高的专业挑战，临床医师工作压力和强度会比其他科室高但其收入却不一定与之成正相关，进而可能出现科室人才流失、科室发展难以为继的现象。因此，该科室应当独立自主地开设细菌真菌感染门诊，实现科室和患者的直接接触和感染首诊。如此一来，既可以为细菌真菌感染患者提供及时、有效和连续的诊疗服务，也可以实现科室医务人员收入与专业压力及工作强度的一致性目标，进而充分体现医务人员的价值。

在独立自主地开设细菌真菌感染门诊基础上，科室应当鼓励资深临床医师支援

门诊、鼓励高级职称临床医师支撑门诊以及资源尽可能向门诊倾斜，例如科室绩效分配向门诊倾斜。门诊是感染性疾病科实现感染首诊的"桥头堡"和患者资源的"引流器"。只有提供数量和质量满足需求的细菌真菌感染诊治门诊服务，才能为科室奠定实现持续发展战略的根基。门诊数量取决于患者选择、发热分诊等诸多因素，并不是科室单方面可以控制的，因此提高门诊质量才是当下感染性疾病科应该充分考虑且可以得到解决的问题。门诊质量包括结构、过程和结果等三个环节的质量，就当下形势而言，提高结构质量才是感染性疾病科可以实现且必须首要实现的。究其原因，过程和结果环节质量提升有赖于一定时间周期的测量与评价、反馈与控制，进而实现持续改进，但是结构环节质量提升的关键路径之一便是增加门诊一线坐诊医师的专业水平，可以通过提高高级职称或者资深医师比例实现。

其次，科室子系统的系统结构及其资源配置决定着系统资源的利用效率，对系统绩效目标实现具有重要的影响。

医院领导应当充分认识发展细菌真菌感染诊治能力对于医院整体运行的意义。从短处看，其可以缩短平均住院日，为医院节约医疗成本，以适应即将全面推开的"总额预付下的 DRG 支付方式"改革，从长远讲，其是医院适用疾病谱改变、向未来承担更加重要的任务转型升级的重要方向。因此，医院应当积极响应政策，建设以感染性疾病科为中心的细菌真菌感染诊治体系。以细菌真菌感染为主要收治病例的感染性疾病科或者学组是医院细菌真菌感染诊治系统的中心，是其他子系统存在的依靠，换言之，只有该科室子系统存在且发挥作用，其他科室子系统才能发挥相应的作用。

科学设计感染性疾病科与感染管理科、临床药学和临床微生物等辅助科室等子系统之间的结构是该体系发挥作用的关键。在历次访谈过程中，许多领导和临床专家都呼吁建设"大感染性疾病科"，该概念字面上只增加了一个"大"字，但是意味着系统结构的重构和系统资源的整合。系统结构的重构是指将感染性疾病科与感染管理科、临床药学和临床微生物等辅助科室的子系统结构进行重组，包括人员结构和职权划分等。系统资源的整合是指上述子系统科室人员的职称晋升、薪酬待遇等统一于一个体系之内，通过职称晋升、薪酬待遇等方面的激励和问责机制将上述人员的专业知识与技能组织在一起，实现"同进同退、共进共推"进而实现系统涌现。当然，该理念目前还没有得到实践充分的检验，还需要试点和进一步的理论设计，不过该理念也不失为优化感染性疾病科与感染管理科、临床药学和临床微生物等辅助科室等子系统之间的结构的一种方式。

（二）调研单位细菌真菌感染诊治体系的系统结构及资源配置分析

"系统论"的理论根基是系统的结构决定功能，系统结构通过影响资源分布以及其发挥的作用来决定系统的功能，因此一个系统的结构及其资源分布是影响其系统绩效的重要因素。

　　此次调研的三家医院细菌真菌感染诊治体系建设情况不容乐观。华西二院属于妇女儿童专科医院，其细菌真菌感染诊治体系建设只是综合医院参考的素材，因此该院不作为本文分析的中心。华西成办分院和成大附院均属于三家甲等综合医院，但是此两者并非成都市内的顶尖层次的医疗中心，因此当下其细菌真菌感染体系建设存在的问题和面临的困境在全国二级以上综合医院中具备一定的代表性，因此本文着重分析此两者细菌真菌感染诊治体系的系统结构和资源配置。

　　华西成办分院和成大附院细菌真菌感染诊治体系建设的现状比较接近。到目前为止，两者均未建立独立的感染性疾病科，呼吸内科、血液科或者重症医学科便承担了院内细菌真菌感染诊治的主要工作。对于抗菌药物管理工作，更多的是采用行政手段，更为关键的是，行政手段可以取得一定的成效。或许，这种模式是为数不少的二级医院细菌真菌感染诊治体系建设的一般模式，自然，这些医院也同华西成办分院和成大附院一样，存在着同样的问题、面临着同样的困境。

　　这类医院感染性疾病科建设起步阶段是非常艰难的，该科室可能面临着亏损、人才短缺等不利局面，但是这是所有医院感染性疾病科从无到有阶段必须要面对的。纵使是目前发展较好的复旦大学附属中山医院感染性疾病科，在胡必杰教授的带领下，该科室已经逆转了亏损的局面和困境，在上海地区奠定了基础和创造了社会效应，但是该科室人才队伍建设仍然在路上，整个科室正高职称仅有两人。因此，感染性疾病科在起步建设阶段面临困难基本上属于必然事件，但是这并不意味着该科室没有必要建设，反而恰恰说明，当下建设该科室是非常有必要的。随着时间的推移和竞争对手的建设和强大，感染性疾病科和细菌真菌感染诊治能力建设的难度和困境只会越发增加，甚至在不久的将来，未如期建设的医院可能丧失该领域的最佳发展机会以及学科"话语权"，正所谓"一步赶不上、步步赶不上"。

　　目前，上述医院并未如期建设感染性疾病科，院内抗菌药物管理以行政手段干预为主，多学科诊疗模式始终没有形成或者发挥作用。随着疾病谱改变和 DRGs 支付方式改革等外部环境变化，上述模式就会暴露出越来越多的问题，利用行政手段对抗菌药物临床应用进行管理的方式是不可持续的。细菌真菌感染属于全身性疾病，如果不建设独立的感染性疾病科，单纯依靠呼吸内科或者重症医学科等科室，医院很难实现对于中枢、腹腔以及泌尿系统等部位或者系统细菌真菌感染诊治的全覆盖。所谓闻道有先后，术业有专攻，呼吸内科感染亚专科临床医师对于肺部感染或许有独到的见解和高超的医术，对于其他部位或者系统的感染就可能鞭长莫及，因此二级以上综合医院建设独立的以细菌真菌感染为主要诊治疾病的感染性疾病科迫在眉睫。

　　感染性疾病科是抗菌药物技术支撑体系的核心，其科室架构包括门诊和病区两部分，其资源配置决定着该科室在医院内的发展前景和战略地位。虽然上述医院感染性疾病科尚未建立，但是华西成办分院感染性疾病科筹建工作正在进行，该科室不日将建成并投入使用、发挥作用。或许，由于政策要求的压力，此时全国为数不少的二级以上综合医院正在筹备建设感染性疾病科，提升细菌真菌感染诊治能力。因此，指导这些医院建设政策要求的感染性疾病科可以帮助其尽快完成政策目标的要求，并达到目标。如前文所述，门诊对于感染性疾病科意义重大，尤其是对于起步阶段的感染性疾病科。因此，正在筹建的医院应当将门诊建设和病区建设置于同一高度，协调配置科室资源，甚至资源适当向门诊倾斜。

目前看来，床位资源分配和人才队伍建设等两个方面问题是制约绝大多数二级以上综合医院感染性疾病科建设的关键因素，此两个方面的问题是导致绝大多数二级以上综合医院感染性疾病科长期处于筹备阶段的重要原因。

床位资源在医院内部属于科室发展的关键性资源，因此各科室对其争夺是最为激烈的。无论是华西成办分院还是成大附院，均不属于床位资源比较丰富的医院，因此院内各科室床位资源争夺愈发激烈，而感染性疾病科属于待建设学科，即使是医院领导也难以在本就紧张的床位资源中分配并支持该学科起步建设。这也从侧面说明，从无到有的起步阶段是最为艰难的，单纯依靠医院内部力量或许很难推动感染性疾病科实现从无到有的建设。

虽然"1281号文"要求二级以上综合医院在2020年以前均要建立以细菌真菌感染为主要诊治疾病的感染病区或医疗组，但是该政策要求属于弹性的政策规范，并没有设置与之配套的激励与问责机制，换言之，该政策属于非强制性的宏观政策压力，并不一定可以转化为医院以及内部感染性疾病科建设的动力，因此必须完善该政策要求的激励与问责机制，后文将进行详细讨论。

"培元"计划等培训项目启动的出发点就是帮助二级以上综合医院培养细菌真菌感染诊治专业人员，通过理论和实践培训提升学员的细菌真菌感染诊治以及抗菌药物合理使用的意识和能力。然而，仅仅依靠"培元"计划等项目的支持方出资资助，对于当下紧迫的形势，是杯水车薪的，各个二级以上综合医院应当主动支持学员、选派骨干学员参加培训，并为参训学员提供发挥专业作用的平台和空间。医院细菌真菌感染诊治能力建设和抗菌药物合理使用意识和能力提升是一个长期的、非线性的过程。医院选派优秀、骨干参加培训，培训的资源才能得到充分利用，学员才能得到最大可能的能力提升。医院为参训学员提供专业平台发挥作用，才能使学员能力提升的专业作用实现最大收益，同时也能使其他医务人员细菌真菌感染诊治意识和能力得到最大改善，并激励他们积极地、主动地参加培训并珍惜培训机会和资源进而获得最大的能力提升。这个过程是一个动态的"螺旋式"上升的过程，其关键是医院和科室领导积极支持骨干人才参加"培元"计划等培训项目，并为其提供发挥专业作用的资源和平台。

综上所述，解决制约绝大多数二级以上综合医院感染性疾病科建设的床位资源分配和人才队伍建设等两个方面问题的关键系于医院领导层面，换言之，医院领导层面对于细菌真菌感染诊治能力建设的意识或者动力不足，是导致许多二级以上综合医院

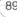

细菌真菌感染诊治能力建设进度缓慢的首要原因。

（三）医院领导层面细菌真菌感染诊治能力建设意识和动力提升策略

如前文所述，当下为数不少的二级以上综合医院细菌真菌感染诊治能力建设进度缓慢的关键原因在于医院领导层面的意识和动力不足，可能原因包括：①医院领导尚不能感知并预见疾病谱改变和支付方式改革等外部环境变化后，细菌真菌感染诊治能力建设效果的作用；②医院领导作为临床专家已经感知并预见了上述问题，但是专业背景等原因导致其无法实现支持细菌真菌感染诊治能力建设的愿望，因此感染专家位列医院领导班子的医院相关能力建设基本上取得了一定的成效；③医院当下发展的整体环境比较困窘，无法抽调人员和床位用以发展细菌真菌感染诊治能力，这种情况可能出现于发展环境比较恶劣的医院，该医院生存尚且堪忧。

从历次调研的结果来看，感染专家位列医院领导班子的比例较小，绝大多数二级以上综合医院都不具备此项条件，更为严重的是，部分二级以上综合医院细菌真菌感染诊治方向还未孵化，该方向并不在人才队伍发展方向备选之列。那么，对于此类的医院，如何提升医院领导层面细菌真菌感染诊治能力建设的意识和动力是一个关键问题，换言之，只有解决该问题，此类医院细菌真菌感染诊治能力建设才可能彻底地起步，而此类医院却是全国二级以上综合医院的多数。

上述"动力"其实是"动能"，是由内部的动力和外部的压力通过动能转化机制转化而来的。

内部动力主要是指医院领导层面感知并预见环境变化，认识到建设和发展医院细菌真菌感染诊治能力对于医院长期发展具有重要的意义，但是实际情况是大多数医院内部动力严重不足。"动力侧"的优化措施主要就是宣传与教育，例如通过医疗质量的讨论会宣传细菌真菌感染诊治能力建设对于提升医院医疗质量的作用，通过 DRGs 的相关研讨会宣传细菌真菌感染诊治能力建设对于减少平均住院日进而减少医疗成本的作用。

虽然"1281号文"的政策要求对二级以上综合医院细菌真菌诊疗能力建设形成了一定的外部压力，但是这种外部压力属于弹性规范，缺乏与之配套的激励和问责机制。在此次调研过程中，相关人员对政策要求进行了试探，这说明该医院存在着一定程度的侥幸心理和观望态度，甚至说明相当一部分二级以上综合医院对于政策要求的落实存在着一定程度的侥幸心理和观望态度。由于缺乏配套的激励与问责机制，医院领导顺之产生侥幸心理和观望态度，进而使得医院坐失发展时机，因此相应的激励与问责机制的完善才能使得政策要求切实落地，才能使得医院领导具有充足的动能建设细菌真菌感染诊治能力。

如何完善宏观政策层面的激励与问责机制，是关乎政策要求能否落地、政策目标能否实现的关键。

激励机制应当以精神激励为主。对于细菌真菌感染诊治能力建设效果比较好的医院进行表彰，例如通讯表彰（纸质或者新闻）、授予锦旗或者称号等。对于公立医院而言，社会效益是其产生经济效益的基础，因为社会效益是影响患者就医选择的重要因素，是关乎医院生存和发展的关键。

问责机制应当与医院等级评审或者院长绩效考核挂钩。对于细菌真菌感染诊治能力建设效果较差的医院应当对其政策落实态度进行考察，对于态度不积极的医院进行相应的问责。如果该院院长的考核权在卫生行政部门，应将其纳入考核范围，甚至可将其纳入医院等级评审范畴。

六、讨论

从目前调研的情况看，为数不少的二级以上综合医院细菌真菌感染诊治能力建设情况距离政策目标存在着较大距离，抗菌药物管理模式仍然以行政干预为主，多学科诊疗模式始终未能建立或者发挥作用。但是，这些医院抗菌药物临床应用相关的各项指标达标情况较好，这说明行政手段在一定条件下发挥了重要作用，这也是这些医院不愿意放弃行政手段向多学科诊疗的专业手段过渡的重要原因。

抗菌药物管理相关指标达标和细菌真菌感染诊治能力建设的辩证关系是本部分讨论的主要问题。

抗菌药物临床应用各项指标达标，意味着当下部分医院抗菌药物管理中行政手段发挥了一定的作用，并不代表该院细菌真菌感染诊治能力建设效果比较好，更不能成为其回避或者拒绝建设细菌真菌感染诊治能力的理由。相反，感染性疾病科和细菌真菌感染诊治能力建设却可以实现医院抗菌药物临床应用的规范化、科学化的管理目标，而这种方式是可持续的。

相关指标数据监测和评价是定量考核的重要依据，定量考核具有操作简单、考核成本低等优点，但是也有其系统性问题，例如"数据谎言"等。如果该院收治病情较轻病例的比例较高，各项指标自然可以达标，这也就是为什么华西成办分院2016年以前各项指标优于2016年以后，但是这对于公立医院的公益性和社会效益有弊无利。国家制定相关标准的目的是为管理医疗机构提供专业依据，但这并不是引导或者诱导公立医院将工作方向简单地定位为完成指标或者达标，这是舍本逐末的行为，但是医院及其人员处于生存逻辑的支配，使之成为普遍现象。因此，医院各项指标达标与其感染性疾病诊疗和抗菌药物科学、合理应用的能力建设不存在必然联系，更不是其避免或者拒绝建设感染性疾病科的理由。

感染性疾病科以及细菌真菌感染诊治能力建设对于医院而言具有重要的社会效益

和经济效益，社会效益在于其对疑难复杂病例诊疗能力的提高可以增加其在领域内的权威性和话语权，赢得更多的社会支持、社会信任和患者选择。细菌真菌诊疗能力建设必然意味着抗菌药物管理的科学化和规范化，与之相关的各项指标也会达标，更为关键的是，此时的达标是基于疑难复杂病例的诊疗，是可持续的。

总而言之，细菌真菌感染诊治能力建设可以实现科学化、可持续化的抗菌药物管理指标达标，但是通过行政干预实现的指标达标是不可持续的，不能成为医院回避或者拒绝建设细菌真菌感染诊治能力的理由。

七、总结

"培元"计划等培训项目对于提升临床医师细菌真菌感染诊治能力的作用是非常显著的，因此该计划是整个细菌真菌感染诊治体系能力建设的基础和源泉，但是仅仅依靠该培训项目进行能力建设显得杯水车薪，培训资源也显得捉襟见肘，其关键还是在于提升各个医院领导层面细菌真菌感染诊治能力建设的意识，并赢得其支持。

从目前调研的现状看，大多数二级以上综合医院的领导层面对于细菌真菌感染诊治能力建设的意识和动力并不强，单纯依靠其自身认识很难转变观念，必须依靠外界助力。

此前，相关政策要求属于弹性规范，缺乏相应的激励与问责机制，因此政策压力属于"弱压力"，无法帮助医院领导层面转化为切实落实政策要求的"动能"，因此完善相关政策要求的激励与问责机制对于政策落地至关重要。

第十章

安徽省专题调研报告

◀ 内容提要 ▶

2019 年 8 月 26–28 日，由国家卫生健康委员会医院管理研究所马丽平主任带队的专家组对安徽医科大学第一附属医院、界首市人民医院以及安徽省胸科医院就细菌真菌感染诊治能力建设情况进行了专题调研。本文为此次专题调研的报告，分为以下四个部分：①调研单位的简要介绍。②针对三家典型医院的个性特征，分别归纳、总结其抗菌药物管理体系建设的成绩和困境。③运用"三力"模型，从能力、动力和压力三个角度分析上述三个层次的相关问题或者现象，挖掘其机制性原因并提出理论上的建议。④对本文讨论、分析的相关问题进行系统性的总结和回答。

本报告为此次安徽调研的区域性总结报告，是系列报告中安徽省的相关情况的研究结果。本报告的理论基础为"三力模型"，在"同"和"异"辩证思想下对三家典型医院的调研资料进行系统的比较分析，以"培立方"培训项目提升医务人员能力为切入口，从能力、动力和压力等三个维度对相关政策实施落地情况、医院中观运行管理状况以及相关科室或者学科组的建设和发展状况进行分析，挖掘三个层次的相关问题或者现象背后的机制性原因并提出理论上的建议。

一、调研单位简介

1. 安徽医科大学第一附属医院

安徽医科大学第一附属医院（以下简称"安医大一附院"）作为安徽省内医疗机构的龙头，住院区编制床位为 2285 张，其中感染性疾病科编制床位为 100 床，常年加床 34 张，实有开放病床 134 张。该医院除建设有独立的感染性疾病科外，与之相关的药剂科、检验科以及医院感染管理科等科室均已经建立并发挥了相应的作用。

该院感染性疾病科带头人为该医院常务副院长李家斌教授，其在安徽全省的感染性疾病研究领域具有领军人物的地位，曾通过挂靠于该院的"安徽省感染病专业质量控制中心"影响省卫生计划生育委员会下发《关于印发安徽省提高二级以上医院细菌真菌感染诊治能力实施方案的通知》（卫医秘 [2017]132 号），该文规定全省范围内二级以上综合医院的感染性疾病科医务人员收入水平不低于本单位同级别医务人员收入平均水平。

该院在院级层面成立了抗菌药物科学化管理（Anti-microbial Stewardship，AMS）小组，其目的在于提高医务人员科学使用抗菌药物的意识和能力，而这种提高的过程是一个"螺旋式上升"的动态过程，依赖于 AMS 小组的长期管理和监督以及临床科室、药剂科以及检验科等相关科室能力的同步综合提升。该院的 AMS 小组的运行机制类似于大内科会诊，职能科室（该院主要是医务处）利用信息技术、组织会议等方式将与之相关的卫生技术人员的专业能力和技能进行整合和组织，对相关的病例及其治疗方案进行沟通、交流和反馈，其中该院的反馈机制主要是问责机制。

无论是 AMS 小组的组织运行，还是医院中观运行管理层面，该院医务处发挥了重要的作用。该院医务处工作人员共计 40 余人，分为 8 个科室。在"乱世须用重典"的原则的指导下，该院医务处对临床科室的合理用药（包括合理使用抗菌药物）的行为进行了严格的监测与评价，包括处方点评等措施，通过全院通报批评等问责手段严格地惩罚不合理使用抗菌药物的医务人员。大多数医务人员对医务部门的严格管理表示支持和理解，认为医务部门是保证医疗质量和医院正常运行的重要部门，即使是比较严苛的问责机制也是很有必要的。

该院是"培元"项目的实践基地，以李家斌教授为核心的专家团队作为实践基地的指导教师。同时，该院有许多学员曾经参加了"培元"、"培英"和"培微"的"培立方"项目，学员普遍反映"培立方"项目的效果十分明显，对学员的感染性疾病诊治能力和抗菌药物使用素养的提升具有很大的作用。

该院的感染性疾病科已经实现了人员平均收入高于医院平均的目标，这对于稳定和发展人才队伍具有重要的作用。该科室月均院内会诊量约为 3000 例，对于全院提高医疗服务质量做出了重要的贡献。该院的感染性疾病科在学科发展上已经转向细菌真菌的专业诊治，在科室协同上可以与检验科等相关科室高效协作，基本上完成了政策对抗菌药物管理技术支撑体系和感染性疾病科的建设要求。

2. 界首市人民医院

界首市为安徽北部阜阳市下辖的一个总人口为 82 万人的县级市，2019 年区域内医保基金总额为 5.3 亿元。界首市人民医院属于二级甲等的综合医院性质，是界首市区域内医共体的龙头，在界首市医疗卫生服务提供体系中发挥着重要的作用。

该院的感染性疾病科由过去的传统的传染病科历经数次分化、重组而建立，该学科的带头人为该院副院长。虽然该医院按照政策规定建立了感染性疾病科，但是该科室现在接诊的患者中仍然有 40% 左右属于肝脏疾病（乙肝、丙肝等疾病），科室医务人员的业务输出和业务收入仍然未完全摆脱"吃肝饭"的困境。

该院在院级层面成立了抗菌药物科学化管理（AMS）小组，小组成员由医务科室、医技科室、医院感染管理办公室以及相关临床科室等各个科室的负责人组成。AMS 小组的管理流程：首先，医院信息管理部门对信息系统中的相关数据以及处方点评等反馈测量手段获得的相关信息进行分析，向小组报告结果；然后，医务科室根据分析的结果进行相应的激励和问责，激励机制主要是设置"合理用药奖"，问责机制主要是通报批评以及处以 1~3 倍的罚金等并下文对激励和问责机制进行详细解释。

该院对于抗菌药物的科学化管理的控制方式包括事前控制、事中控制和事后控制。事前控制主要是利用信息化手段对抗菌药物使用品种组合和数量的准入进行控制，运用信息化手段从临床的专业角度减少抗菌药物不合理使用的发生。事中控制主要是通过 AMS 小组的专业人员对病例的讨论或者会诊（包括院内和院外）等方式，减少因诊治能力低下或者专业角度过于单一而造成的抗菌药物不合理使用。事后控制主要是处方点评等方式，而下文所述的相应的激励与问责机制与事后控制进行了有效协同，形成了纠正医务人员抗菌药物使用不合理（量）的行为、增强其合理使用的意识以及提高其合理使用的能力（质）的动态机制。

该医院将"集采"的返点金额设置"合理用药奖"，奖金全额为 2000 元 / 人，通过处方点评、抗菌药物使用的数量和规范性等方面的测量与评价，对义务人员进行分级奖励。如某位医务人员表现非常好，则获得 100% 的全额"合理用药奖"，以此类推。

对于不合理用药或者抗菌药物使用不规范的医务人员，则通过全院通报或者处以不合理使用药物金额 1~3 倍进行惩罚。

3. 安徽省胸科医院

安徽省胸科医院是安徽省的三级专科医院，该院历经 37 年的发展，于 2011 年更名，与安徽省结核病防治研究所合署办公，两块牌子一套机构。因此，该院临床服务与公共卫生服务并重，并呈现"大专科、小综合"的办院特色。由于其面对患者的复杂性和结核病防治的专业性，该院抗菌药物使用率（69.92%）和抗菌药物使用强度（80.19DDDs）比较高，但是也呈现逐年下降的大趋势。

该院未设置独立的感染性疾病科，与感染性疾病相关的科室为 8 个结核科和 4 个呼吸科（该院总科室数为 25 个）。该院结核科和呼吸科是安徽省临床重点学科，其中呼吸科建立了感染性疾病学组。

该院成立了 AMS 小组，其主要职能是提升医院细菌真菌感染诊治能力。该院职能科室和业务科室在抗菌药物管理体系建设中的互动机制与前述医院大致相同，具体的抗菌药物管理工作包括碳青霉烯抗菌药物及替加环素专档管理（事前控制）、抗菌药物临床应用的监测（事中控制）、抗菌药物医嘱点评（事后控制）等措施。相关数据表明，上述管理措施对于该院的抗菌药物科学化使用取得了显著的效果。

在感染性疾病诊治体系建设方面，该院对于科室能力建设关注较多，在院内举办了多次 MDT 学术讨论和院内教育，建立了临床药师查房机制。检验科严格按照相关技术规范和行业标准进行临床微生物病原学检查。

该院未设置激励机制，主要是通过问责机制对测量与评价的结果进行管理。问责机制是在明确科室抗菌药物使用率和强度指标的基础上，进行季度考核并与绩效挂钩（经济因素），并通过行政例会等形式进行排名报告，情节严重者报院纪委约谈。

二、调研单位细菌真菌感染诊治体系能力建设的成绩和困境

（一）安医大一附院细菌真菌感染诊治体系能力建设的成绩和困境

安医大一附院是三级甲等的综合医院，是安徽医科大学的教学医院。在调研的三家医院中，安医大一附院的抗菌药物管理技术支撑体系建设最接近政策要求，甚至在很多方面都形成了自身的特色，取得了可喜的成绩但也面临着发展过程中的困境。

1. 安医大一附院细菌真菌感染诊治体系能力建设的成绩

该院抗菌药物管理技术支撑体系建设的成绩之一是该院建设了比较完备的技术支撑体系，实现了感染性疾病科医务人员人均收入高于全院医务人员平均收入，月平均

会诊量多达三千例。一般来讲，感染性疾病科建立之初在医院内属于亏损科室，但是该院该科室已经成功逆转了初期的亏损，如此一来，该科室在院内就可以获得发言权和影响力，从而带动其他科室增强抗菌药物科学、合理使用的意识和能力。该科室月均会诊量高达三千例，不仅为院内解决了诸多的专业问题，还向其他科室昭示了感染性疾病诊治能力建设的重要性，为全院提高细菌真菌诊治意识和能力起到了良性作用。

该院抗菌药物管理技术支撑体系建设的成绩之二便是对"多学科专业协作管理"的政策要求进行了发展和延伸。和其余医院一样，该院抗菌药物管理技术支撑体系建设中的"多学科专业协作管理"模式可以简述为在职能部门组织下多学科的业务部门协作管理的流程。和其他医院不一样的是，该院职能部门（医务处）权力比较集中、抗压能力强并得到了医院领导的实际支持和授权，因此该院的"多学科专业协作管理"模式比其他医院运行效率高、运行效果好。

2. 安医大一附院抗菌药物管理技术支撑体系建设的困境

该院抗菌药物管理技术支撑体系建设的困境之一是该院感染性疾病科收诊患者仍然大部分属于常见多发病，疑难杂症比例较小。当然，该困境与该院对自身的功能定位较高有关系。相关政策的目标是期望三级甲等综合医院的感染性疾病科解决区域内细菌真菌感染方面的疑难杂症，但是从目前患者就医选择流向的实际看，该目标实现的关键并不在医院自身，而是整个医疗卫生服务提供系统和患方（医疗卫生服务需求方）之间的良性互动，然而，这种良性互动在当下只是一种期许而不是已有的事实。

该院抗菌药物管理技术支撑体系建设的困境之二便是如呼吸科、ICU等科室抗菌药物应用非常不合理，但是技术支撑体系目前与这些科室互动不足，无法改善这种不合理用药的现象。客观来讲，该院的技术支撑体系建设状况已经取得了比较好的成绩，如何用技术支撑体系去影响全院的其他科室是需要一定的时间慢慢地逐步实现目标的，但是这个过程中技术支撑体系与之互动的积极性以及医院中观管理的意识和责任体现至关重要。

（二）界首市人民医院抗菌药物管理技术支撑体系建设的成绩和困境

界首市人民医院作为县级市的二级甲等综合医院，在抗菌药物管理技术支撑体系建设上也开发了独具特色的管理方法，可作为其他二级医院学习、参考的案例。当然，在抗菌药物管理技术支撑体系建设过程中，该医院也存在着不足，遇到了困境。

1. 界首市人民医院抗菌药物管理技术支撑体系建设的成绩

该院是安徽省内感染性疾病科省级重点特色建设专科中的唯一一家二级医院，也是该院抗菌药物管理技术支撑体系建设的成绩之一。换言之，该院的感染性疾病科属于医院的重点学科，在院内具有一定的带动作用和影响力。该院也是安徽省内首个建设独立感染性疾病病区楼的二级医院，足见该院感染性疾病科建设的意识和积极性是非常高的，也在安徽省内的二级医院中形成了较好的带动作用和示范效应。

该院抗菌药物管理技术支撑体系建设的成绩之二便是医院中观管理层面干预、由科室出资补贴会诊的差额（会诊收费具体情况后有讨论）。会诊收费价格完全不能体现医务人员的价值，致使医务人员参与会诊的积极性不高，极大地限制了抗菌药物管理技术支撑体系在院内发挥作用。该院中观层面的干预措施虽然治标不治本，但是也是在一定程度上促进了院内会诊的展开（后有讨论）。

该院抗菌药物管理技术支撑体系建设的成绩之三便是"合理用药奖"的设置。该院能从自身平台和特点出发，开发出此项激励机制（动力），也是机制建设的一大创举，在一定程度上是值得参考和学习的。至于激励机制（动力）能否发挥良性作用，其机制性解释会在后文中进行详细讨论。

2. 界首市人民医院抗菌药物管理技术支撑体系建设的困境

该院抗菌药物管理技术支撑体系建设的困境之一便是该院感染性疾病科收诊病例中将近40%是肝炎患者。固然，数字现象背后的原因是复杂的，但是这种数字现象在该院感染性疾病科转型升级过程中会形成各种各样的阻力。所形成的外部阻力是医院无法独立克服的，所以暂且不论。所形成的内部阻力，如新理念和旧理念的冲突、"旧专业"人员的影响等。除国家政策层面和医院管理层面的干预和影响外，该科室医务人员意识的转变也很重要。

该院抗菌药物管理技术支撑体系建设的困境之二便是临床微生物专业人员数量严重不足，能力亟待提高，护理人员取样意识和素养等还需要提升。随着"培立方"项目培训资源逐步的补充和放开，单个个体能力也会逐渐提升，但是这并不意味着体系整体能力提升可以满足当下需求，相关机制在后文会进行详细讨论。

（三）安徽省胸科医院抗菌药物管理技术支撑体系建设的成绩和困境

安徽省胸科医院在所调研的三家医院中具有鲜明的特色，具体包括机构组成、功能定位、主治疾病。该医院抗菌药物管理技术支撑体系建设也是独树一帜的，其取得的成绩和面临的困境值得专科医院借鉴和思考。在调研过程中，该医院医务人员对抗生素耐药问题提出了独特的见解，后文将进行相关的讨论。

1. 安徽省胸科医院抗菌药物管理技术支撑体系建设的成绩

该院抗菌药物管理技术支撑体系建设的成绩之一便是该医院呼吸科牵头在全省重点医院（如安医大一、二附院，安徽省立医院）呼吸科体系内建立了"感染沙龙"。该"沙龙"是由抗菌药物管理技术支撑体系以外的临床医师建立的非正式组织，其目的在于讨论、研究呼吸科系统中的感染问题，这是一个独立于抗菌药物管理技术支撑体系以外的抗菌药物科学应用研究体系。虽然该体系与技术支撑体系的互动和联动机制尚未建立，但是该体系的逐步发展也将在抗菌药物管理中发挥一定的作用。

该院抗菌药物管理技术支撑体系建设的成绩之二便是该院正在探索在"防治结合"的背景下，关口前移以完善医院抗菌药物管理技术支撑体系建设。抗菌药物的作用既包括细菌真菌感染的治疗，也包括细菌真菌感染的预防，预防包括外科手术切口等的继发感染预防，也包括结核等恶病质疾病的感染预防。

2. 安徽省胸科医院抗菌药物管理技术支撑体系建设的困境

该院抗菌药物管理技术支撑体系建设的困境之一便是院内外会诊互动机制失效。对于会诊互动机制失效的机制性原因后文有详细讨论，但是相同的形势是所有医院都必须面对的，但是该医院的互动机制失效明显比其他医院更加显著。全院的抗菌药物科学、合理应用的整体意识和能力的提升，很大程度依赖于院内会诊的交流和讨论，会诊机制失效会严重妨碍全院抗菌药物科学、合理应用的整体意识和能力的提升的进程，那么抗菌药物管理技术支撑体系建设的效果也无法如期体现。

该院抗菌药物管理技术支撑体系建设的困境之二是呼吸内科建立的感染性疾病学科组与抗菌药物管理技术支撑体系互联机制缺乏，互联机制缺乏的直接表现便是互动机制低效或者无效。换言之，该医院呼吸内科建立的学科组与医院抗菌药物管理技术支撑体系的距离太远，甚至是两个系统。在院内都是如此，那么院际之间的抗菌药物管理技术支撑体系和上述的"感染沙龙"就显得没有任何关系了，甚至有可能演变为"谁搭台，谁唱主角"的局面。体系之间的互联机制非常重要，否则出现消耗资源没有形成合力的现象。

三、国家宏观政策、医院中观管理和科室微观运行三个层次问题的凝练与分析

（一）初步的凝练与分析

通过对上述三家典型医院相关情况的回顾，凝练出如下问题：①国家宏观政策，能否迫使二级以上医院如期建设抗菌药物技术支撑体系以及感染性疾病科或者学组，政策预期包括科室设置、人员配置、主治疾病等；②通过能力建设项目，如"培立方"项目，能否从根本上解决感染性疾病诊治队伍能力不足的问题；③科室平均收入（经济保障因素）优于医院平均收入，能否彻底改变感染性疾病诊治队伍扩大缓慢的问题；④医院中观管理方面的激励和问责机制，能否实现临床科室抗菌药物科学、合理使用的目标（包括数量和质量）。

上述问题分解为三个层次，我们从能力、动力和压力等三个角度对上述问题进行

分析。

第一个问题属于国家宏观政策的范畴，核心是来自政策的压力能否使得政策如期落地。从前述三家医院的科室建设情况来看，政策还未完全落地。虽然上述医院都建设了感染性疾病科室或者学组，但是并不是所有的医院该科室或者学组都能如期发挥相应的功能。诸如安医大一附院不仅建立了独立的感染性疾病科，而且该科室还可以发挥很大的作用，尤其是在与其他科室的会诊方面，感染性疾病科医师参与会诊对于其他科室医务人员诊治能力提升有很大的作用。界首市人民医院的感染性疾病科室建设成绩在其自身平台横向比较而言是比较突出的，同时医院领导对于发展医院的感染性疾病科室的认识比较到位，渴望培训投资方和组织方对其进一步开放培训资源。然而，安徽省胸科医院呼吸科的感染性疾病学组就未能如期发挥相应的作用，该科室几乎没有邀请院外专家进行会诊，即便是院内会诊，其参与度也不高。

第二个问题属于科室微观运行的范畴，核心是通过"培立方"项目的能力提升能否从根本上解决感染性疾病诊治队伍能力不足的问题。通过三家参与培训的学院以及科室或者医院领导的反馈可以看出，培训项目对于学员的抗菌药物科学应用的意识增强和能力提升具有重要的作用，但是由于项目的学员选择机制以及项目的多样性、表现形式以及学习时长有限等因素，导致科室和医院领导仍然感叹人才队伍及能力无法满足现实需求，尤其是临床药剂师和临床微生物技术人员。更为重要的是，二级医院感染性疾病科科室建设处于转型升级阶段，其人才队伍能力建设处于起步阶段，而学员选择机制更加限制了二级医院学员的准入。

第三个问题属于科室微观运行的范畴，核心是经济保障因素，能否实现吸引人才和留住人才的目的。安徽省内发文，要求感染性疾病科室奖金不得低于医院均奖，对于科室招聘人才和留住人才是一个重要的保障因素。安医大一附院和界首市人民医院均已经实现了科室人均收入高于医院平均收入，这既是保障因素作用的结果，更是自身能力提升的结果。然而，三家典型医院感染性疾病科室人才队伍扩张效果并不明显，专业技术人员数量无法满足现有需求。究其原因，我们认为是专业技术人才除需要相关保障因素外，还渴望充分的发展空间，而当前发展状况良好的热门学科的发展空间是有迹可循的。由于当前感染性疾病体系正在建设之中，该体系的发展前景并不如外科、内科等明朗。人才队伍建设是一条漫长之路，相比数量，优先发展质量才是当务之急。该保障因素对于稳定人才队伍具有比较重要的作用，但是并不能彻底改变感染性疾病诊治队伍扩大缓慢的问题。

第四个问题属于医院中观管理的范畴，核心是来自于医院管理层面的激励机制（动力）和问责机制（压力）能否实现临床科室抗菌药物科学、合理使用的目标（包括数量和质量）。三家典型医院对抗菌药物合理使用的测量与评价的手段和方式大体上是一致的，并且三者均建立了问责机制，然而，只有界首市人民医院建立了激励机制。如前所述，三家医院的抗菌药物科学应用的数量和质量有显著的差别。界首市人民医院和安徽省胸科医院的差别体现了激励机制（动力）在其中发挥的作用。然而，强调"乱世须用重典"的安医大一附院虽然缺乏相应的激励机制（动力）但是其医务人员抗菌药物科学化应用的意识和能力却是最强的，此时，单向性的问责机制反而发挥了比较显著的作用。

综上所述，①政策压力可以迫使医院建立感染性疾病科室或者学组，但是其功能和作用达不到预期。②"培立方"等能力培训项目对学员能力提升具有重要的作用，但是受训学员未能在组织中发挥预期作用。③经济保障因素对于稳定人才队伍具有一定的作用，但是学科发展现状才是吸引人才的重要因素。④医院中观管理方面的激励机制，有助于实现临床科室抗菌药物科学、合理使用的目标（包括数量和质量），但是不是必须具备的。

（二）进一步凝练与分析

通过对上述问题的分析，不难提出以下问题：①同样是面对政策压力，为什么政策落实情况不同？甚至出现界首市人民医院的政策落实情况好于安徽省胸科医院的现象；②能力提升项目的开展和经济保障因素的支持，能否建设一支适应临床实际需求和解决临床实际问题的综合性感染性疾病诊疗队伍；③为什么会出现只有问责机制（压力）而缺乏激励机制（动力）反而导致管理目标完成效果比较好的现象？进一步的问题是，在实际管理过程中，激励机制（动力）与问责机制（压力）的协同机制又是什么？

在回答上述问题之前，我们必须厘清一个逻辑框架：一个组织或者系统在运行过程中，能力、动力和压力三者之间的作用机制简化为理想模型：（内部）动力和（外部）压力有机地形成足够的动能，该动能促使组织或者系统中的具有一定能力的成员（关键要素）朝着组织目标努力，通过能力、动力和压力三者动态的"螺旋式上升"的互动机制，最终提高组织绩效或者实现组织目标。

上述的逻辑框架对应的机制发挥出预期的作用需要满足两个条件：①动力和压力可以发挥协同作用转化为足够的动能，换言之，并不是所有的动力和压力都可以转化为足够的动能，"足够"意味着不仅要有动能，更重要的是动能足够大。②在动能足够的基础上，成员（关键要素）的能力足够大。因此，上述三个问题可以归并为动能是否足够和能力是否足够等两个方面，问题一和问题三属于动能转化范畴的问题，而问题二属于能力提升范畴的问题。

第一个问题属于政策宏观层面的动能转化范畴的问题，其核心是来自政策层面的压力所转化为动能是不同的，甚至二级医院（界首市人民医院）的动能大于三级医院（安徽省胸科医院）。三家典型医院的医务人员和相关领导均表示感染性疾病科医务人员在会诊中发挥的作用是非常巨大的，几乎是"四两拨千斤"的作用。虽然三家医院均建立了相应的感染性疾病科或者学组，但是三者参与会诊的情况是不同的，其原因是（宏观层面）动能转化不同。

　　如上所述，动能由动力（激励机制）和压力（问责机制）转化而来，但是并不是所有的动力和压力都可以转化为足够的动能。那么，又是什么影响或者支配着动力和压力转化为足够的动能（动能转化机制）呢？

　　单一机制的建立和机制运行效果之间的因果关系并不是简单地必然性关系，而是一种或然性关系。那么，又是什么在支配或者影响这种或然性的关系最后出现的不同结果呢？我们将其定义为"环境因素"，即因果机制运行的环境。同样的原因，在不同的环境因素的影响下，会出现不同的结果，进一步言之，机制良性运行依赖于相关环境的存在，见图10-1。影响或者支配因果机制取得预期或者良性运行结果（效果）的环境因素，称为"机制良性运行环境因素"。

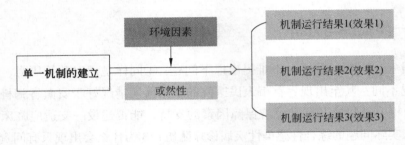

图 10-1　环境因素影响下的机制建立和机制运行结果（效果）的因果关系

　　因此，影响上述动能转化机制产生不同结果（效果）的因素正是"环境因素"，即动能转化机制的环境因素。三家典型医院政策宏观层面的动能转化机制的环境因素是不同的，所以动能转化结果（效果）也是不同的。

　　在安徽省内，一次院内普通会诊只能收取患者 10 元，专家会诊为 20 元，多学科会诊为 500 元，但是专家会诊向前来的专家支付的金额是 50 元 /（人次），多学科会诊是 200 元 /（位人次），院外会诊还需要承担额外费用。如此一来，会诊对于医院或者科室就意味着额外成本，每次会诊都意味着医院或者科室都需要贴钱，病情越复杂会诊的成本越高。然而，在宏观政策层面对于该问题的激励机制（动力）和经济保障机制缺位，甚至会诊收入（价格）不能补偿医务人员的价值输出，其结果是科室邀请感染性疾病诊治人员会诊以及感染性疾病诊治人员参与会诊的动能均严重不足。简言之，由于收入不能补偿成本，价格不能体现价值，导致感染性疾病诊治体系的院内和院间互动机制丧失，最后科室或者学组的建设和发展只能受限在本学科，不能在院内和院间就抗菌药物科学化应用以及细菌真菌诊治能力提升等方面发挥"中流砥柱"的作用。相应的，其直接结果是医院除该感染性疾病科或者学组外的其他科室的抗菌药物科学、合理应用的意识和能力都不会得到改变和优化。

　　在宏观政策层面，压力没有预期地转化为足够的动能，并不是政策压力不够，而是因为相应的激励和保障机制缺位造成的，换言之，由于缺乏相应的动力（激励机制）

与已有的压力（政策压力）在动能转化机制良性运用的环境因素的保障之下发挥出协同作用，压力很难甚至是不能转化为动能。

三家典型医院面对同样的宏观政策层面压力，同样缺乏宏观政策层面的动力（激励机制）和经济保障机制，所表现出来的结果（效果）不同是由于不同的环境因素造成的。

第二个问题属于科室微观层面的能力提升范畴的问题，其核心是在科室微观层面的经济（环境）因素的保障之下，能力提升项目（"培立方"）能否打造一支适应临床实际需求和解决临床实际问题的综合性感染性疾病诊疗队伍，其中包括感染性疾病诊治相关的临床医师（"培元"项目）、临床药剂师（"培英"项目）以及临床微生物检验人员（"培微"项目）个体的能力达到要求，更包括三者的互动（协同）体系的能力可以达到要求。从参训学员、科室以及医院领导的反馈看，"培立方"项目对参训学员个体能力的提升起到了显著的作用。然而，三者组成的互动体系的能力并没有达到预期的提升，其原因如下：①参训学员数量不多，且学员在科室或者医院的影响不足。②现实的环境因素影响了该体系的协同运作，诸如成本 - 效益导向导致生化检查（质谱仪等，但生化检查不能做药敏）向临床微生物检验越位、成本 - 效益失衡导致临床微生物检出的阳性率偏低（采样方式系统偏移、蓄意无效采样以及培养时长随意）。③临床药剂师缺乏参与临床病例讨论和研究的主动性和积极性，导致其临床意识和临床素质不强，对临床实际的把握和判断未能达到期望，暂时还不能与临床医师形成合力。

造成上述的临床医师、临床药剂师和临床微生物检验人员互动体系能力提升缓慢的三个原因，分别属于培训资源放开不足及参训学员等级不高、临床微生物检验人员与临床医师协同机制低效以及临床微生物检验人员与临床医师协同机制低效等三个范畴。针对导致问题出现的第一个原因，逐步放开培训资源（在线课程的补充，学员选择逐步向下倾斜）以及举办抗菌药物科学应用管理论坛等后续措施正在积极开展。然而，第二个原因和第三个原因都属于机制层面的范畴，只有将机制内在的逻辑阐释清楚，相应的问题才有可能被很好地解决。

对于上述两处机制失效的分析，仍然运用"三力模型"从能力、动力、压力三个角度进行剖析。协同机制失效可能原因是个体基础（能力）、激励机制（动力）以及问责机制（压力）三方面造成的。个体基础的问题主要出现在二级医院（如界首市人民医院）以及临床药剂师群体，该问题的解决有赖于逐步开放优质的培训资源以及院间互动机制（院间会诊）发挥作用。对于个体基础较好的三级医院，在医院中观管理层面建立相关的经济保障机制以及激励机制（动力）和问责机制（压力）就显得十分必要了。换言之，感染性疾病诊治体系能力提升缓慢的重要原因是医院中观管理层面的经济保障机制以及激励机制（动力）和问责机制（压力）缺失，更为严重的是二级医院相关技术人员的个体基础（能力）都存在着一定的问题。

由于成本 - 效益导向，临床检验人员系统性倾向于使用赚钱的生化检查手段避免可以进行药敏实验的微生物培养；由于成本 - 效益失衡，临床微生物检验人员取样不规范、培养不规范，导致培养阳性率偏低，因为阳性样本必须配以药物敏感实验而追加成本，如此一来，每一例阳性样本意味着科室需要亏空250元左右。在这种情况下，激励机制和问责机制所能发挥的作用都是有限的，因为激励机制可能诱发阳性率系统性升高，而问责机制则会打击检验科室技术人员的工作积极性，而经济保障机制却可以逐渐纠正这种因为经济因素而造成的系统性偏移。保障机制的具体表现可以是通过政策文件保证科室的奖金或者将其成本因阳性率而获利的科室分担。

临床药剂师的临床意识和临床素质来源于对临床病例的学习和研究，区别于传统的"说明书药剂师"，其参与临床病例的讨论和研究是很有必要的。然而，临床病例的诊治主要是临床医师在负责，换言之，临床医师因此而获益也承担相应的责任。至于临床药剂师，与其相关的激励机制与问责机制并不涉及临床病例的研究和学习，故而绝大多数临床药剂师均选择不参与临床病例的学习与讨论，其直接结果是自身能力得不到提升，进而导致临床药剂师与临床医师不能有效互动（协同）。

对于临床药剂师和临床微生物检验技术人员的激励与问责机制的设置，应当与"大"感染性疾病科建设结合，将此两者纳入"大"感染性疾病科的范畴。如此一来，对临床药剂师和临床微生物检验技术人员的激励和问责机制便可以与临床医师的激励（动力）与问责（压力）机制联动甚至是同步。

第三个问题属于医院中观管理的动能转化范畴的问题，其核心是医院中观层面的激励机制（动力）和问责机制（压力）如何协同地（形成合力）转化为满足实际需要的动能，这是关于动力和压力转化为动能的机制性问题。

三家典型医院中，只有界首市人民医院同时建立了医院中观管理层面的激励机制（合理用药奖，动力）和问责机制（压力），但是界首市人民医院抗菌药物科学化管理体系运行效果明显劣于安医大一附院。由此可见，并不是同时设置激励机制（动力）和问责机制（压力）就能够如期转化为动能。虽然安医大一附院和安徽省胸科医院均只建立了问责机制，并且两者的测量和评价手段基本上都是相似的，但是两者抗菌药物科学化管理体系运行效果差别悬殊。

就激励机制或者问责机制的单一机制而言，三家典型医院都建立了其中的一种或者两种，但是机制运行的结果（效果）差别悬殊，其根本原因是三家医院中观管理层面的动能转化机制运行环境是不一样的，而环境因素直接决定了机制最后的运行结果（效果）。而激励机制或者问责机制最后的运行结果（效果）的直接体现是其转化的动能的有无和大小。

安医大一附院仅仅依靠在"乱世须用重典"指导下的问责机制（压力）便转化出了强大的动能，其根源在于该机制良性运行环境因素的存在，而只选用问责机制是出于对管理成本和管理过程效率的考虑。该院的领导班子（常务副院长）中有安徽省感染性疾病诊治领军人物，医院职能部门权力集中且对抗菌药物科学应用（合理用药）有足够的认识，医院绝大多数医务人员对医疗质量提高、合理用药等的认识比较强且对相关管理工作表示支持，如此一来，医院从上到下的绝大多数医务人员就形成了科学、合理使用抗菌药物（合理用药）的"统一战线"。在这种氛围和环境之下，即便是偏向于重罚的问责机制也能发挥出作用和优势，而绝大多数人员对相关机制的良性运行表示渴望和期待，对被问责的对象也不会表示同情和支持。

之所以界首市人民医院动能转化的结果（效果）优于安徽省胸科医院，并不是激励机制（动力）或者问责机制（压力）本身的原因，此两者只能说明动能转化的基础条件方面的问题，但是基础条件并不是根本性原因。在此过程中，根本原因仍然是动能转化机制良性运行的环境存在与否。界首市人民医院领导班子中有该医院感染性疾病学科带头人，并且该院是安徽省内唯一的该学科是省重点学科的二级医院。较安医大一附院而言，界首市人民医院动能机制良性运行的环境因素不太充分，但是较安徽省胸科医院而言，该院环境因素呈现出了比较大的优势。

从三个医院的动能转化机制良性运行环境因素存在状况的横向比较来看，我们不能发现：①医院院级领导的相关意识是环境因素的重要组成要素，当然院级领导中有感染性疾病诊治专业人员更好；②医院职能科室互动过程中的参与度和积极性是环境因素的有效组成要素；③全院一线医务人员对感染性疾病诊治的意识和抗菌药物科学、合理应用的氛围是环境因素的基础组成要素。此处环境因素的三个（层次）组成要素，呈现一个"金字塔"型，从上往下单个个体发挥的作用依次减少，但是环境因素的作用却是由第三个层次的基础组成要素直接体现出来的，而院级领导和职能科室的作用是间接的，见图10-2。

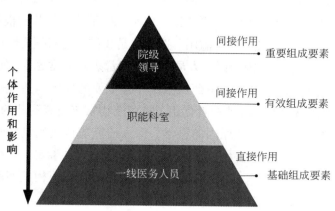

图 10-2 动能转化机制环境因素组成要素的"金字塔"模型

对于如何优化环境因素，三个层次相对应的依次是扩大院长管理论坛（扩大）、举办职能科室管理培训（新建）以及放开"培立方"项目资源（放开和补充）。然而，相关资源是有限的，我们认为目前扩大院长管理论坛（扩大）、举办职能科室管理培训（新建）是当务之急。这种考虑是基于每层单个个体的作用和影响而言的，院级领导和职能科室管理人员数量较少，但是影响较大，其增量成本-效应比是最大的。

综上所述，①对于抗菌药物管理技术支撑体系和以细菌真菌感染为主要诊治疾病的感染学科建设仅仅依靠能力提升项目是难以实现预期目标的。毋庸置疑，能力建设已经发挥了巨大的作用，但是其边际作用会递减。更为关键的是，缺乏相应的激励机制（动力）和问责机制（压力），单一化的能力建设会显得越来越捉襟见肘和力不从心。②国家宏观政策、医院中观管理和科室微观运行三个层次都面临着相应的任务和需要解决的问题，三个层面均应该围绕着能力、动力和压力等三个维度完善机制建设。③三个层次的"三力"对应的机制建设发挥出协同效应的重要条件就是机制良性运行的环境因素的存在，因此优化环境因素也是非常有必要的。

四、总结

本部分的主要内容分为两个部分：①人体抗菌药物耐药原因的讨论。②对本文讨论的国家宏观政策、医院中观管理和科室微观运行等三个层次的相关问题进行系统的总结和回答。

（一）人体抗菌药物耐药原因的讨论

抗菌药物耐药的问题，是关乎"健康中国"战略能否如期实现的大问题。如前所述，该问题涉及政治、经济、社会等多个领域，卫生系统历来就非常重视该问题，一直极力地完善抗菌药物科学、合理应用的体系建设，但是，抗菌药物耐药的根本性原因是不是由于卫生系统抗菌药物不合理使用（滥用）造成的是我们首先必须要明确的问题。

在调研过程中，卫生系统内的医务人员对此问题都表示非常无辜，他们认为畜牧业、渔业等农牧业生产过程中的兽用抗菌药物滥用才是主要的原因。造成人体抗菌药物耐药是因为人类作为食物链的高级消费者食用了抗菌药物富集或者耐药的动物。

对于抗菌药物耐药的根本性原因的科学、深入研究应该交给动物学和生物学家去回答，但是农牧业生产过程中兽用抗菌药物不合理使用却是事实，至少是导致人体抗菌药物耐药的重要的原因之一。因此，对于人体抗菌药物耐药相关问题的解决必须依赖多部门综合治理，绝不是卫生行政部门一家可以完成的。

（二）结语

1. 政策目标的落实情况

尽管目前很多医院建立的抗菌药物管理技术支撑体系和感染性疾病科还不能完全符合政策的期望，但是所调研的医院在其自身的平台和能力上均已经尽力完成政策目标，因此所调研的医院对于政策目标落实的情况总体还是比较不错的。但是，各个医院距离预期目标均存在着一定的距离，后期的继续调研和评价以及扩大调研的范围是还有必要的。

2. 阻碍政策落实的阻力及克服的建议

如前所述，阻碍政策落实的阻力除医院内部相关机制不健全外，更为重要的是机制良性运行的环境因素缺乏，其中也包括宏观政策层次的环境因素。理想化的政策目标实现有赖于三个层次的"三力"协同作用，即三个层次的能力、动力和压力都能朝着理想化的政策目标努力。因此，三个层次的"三力"发挥出协同效应的机制良性运行的环境因素都很重要，但是我们认为宏观政策层次的环境因素最为关键。目前，当务之急需要落实的是与感染性疾病诊治相关的会诊、临床微生物检验等项目收费价格的重新商榷。

3. 医院中观管理模式和机制建设及其发挥的作用

如前所述，三所医院抗菌药物管理模式基本相同。在院级层面建立 AMS 小组，医院职能部门的作用是组织、协调和督促，业务科室的运行机制类似于"大内科会诊"，从而实现"多学科协作管理"。

医院内部对于相关机制的建设均是根据其自身的情况进行的，基本上可以实现一定的目标。但是，如前所述，机制运行的结果（效果）取决于环境因素，而环境因素对于医院而言，又分为内部环境和外部环境，医院层面只能尽可能优化内部环境。换言之，制约相关机制发挥作用最后的关键因素是外部因素。

4. "培立方"培训项目对学员和科室微观运行的作用和影响

"培立方"培训项目对于学员个人的能力提升是具有很重要的作用的，受训学员的相关知识，尤其是理论知识，获得了极大地提升。

"培元"项目作为能力提升项目完成了其提升学员个体的任务，但是对于科室整体的能力提升相对缓慢，其原因在于受训学员数量少且影响相对小。项目对于科室协作系统的整体能力（绩效）提升尤其缓慢，其原因在于系统的绩效提升依赖于动能（压力和动力良性转化）和能力协作机制发挥良性运行的作用。

"路漫漫其修远兮，吾将上下而求索"，抗菌药物管理技术支撑体系和感染性疾病科建设之路漫长且精彩，相关机制的建立和环境因素的优化也是一个漫长的过程，体系绩效的提升是该过程的核心问题。作为政策制定者，应该优先考虑如何用政策优化中观和微观机制运行的环境；作为医院管理者，应该优先思考如何建立中观层面的机制和优化机制运行的环境；作为科室医务人员，应该提高自身学习和研究的积极性，发挥自身在机制运行过程中的互动优势。任何问题的解决都不是一蹴而就的，任何系统绩效的提升都是一个漫长的机制建设和优化的过程。只要各层各方可以形成合力，抗菌药物管理技术支撑体系和感染性疾病科就可以承担时代重任。

第十一章

福建省专题调研报告

内容提要

2019 年 9 月 17–18 日，由国家卫生健康委员会医院管理研究所马丽平主任带队的专家组相继对泉州市第一医院、厦门大学附属第一医院就二级以上综合医院细菌真菌感染诊治能力建设进行了专题调研。本文为此次专题调研的报告，分为以下七个部分：①调研单位的简要介绍。②调研单位细菌真菌感染诊治体系的学科发展及人才队伍建设现状，包括学科发展水平和人才队伍数量及构成。③调研单位细菌真菌感染多学科诊疗模式现状，包括 AMS 组织架构及各个子系统的功能和作用。④调研单位细菌真菌感染诊治能力建设和抗菌药物应用管理效果，包括感染性疾病收治病种构成及会诊数量、抗菌药物使用率和强度等指标的变化趋势及其意义。⑤细菌真菌感染诊治体系的系统结构及控制机制分析，以"系统论"和"控制论"为理论基础分别从系统机构和控制机制上探讨医院细菌真菌诊疗能力建设产生不同绩效的机制性原因，并提出相应的机制性建议。⑥成本倒挂问题的讨论，对泉州市第一医院解决成本倒挂问题的努力和尝试进行讨论。⑦从政策宏观、医院中观以及科室微观三个层面对本文讨论、分析的相关问题进行系统性的总结。

本报告为此次福建调研的区域性总结报告，是系列报告中福建省相关情况的研究结果。本报告的理论基础是"系统论"和"控制论"，其中"系统论"的理论核心是系统结构决定系统功能，其关键路径为系统结构决定着系统内各个子系统的架构及其资源配置，进而影响系统内资源的利用效率从而决定系统功能；"控制论"的理论核心是反馈机制（反馈回路），感受器持续地接收信息，比较器比较系统的实际绩效与标准绩效（期望）之间的关系，若实际绩效未达到标准绩效，效应器采取相应措施以此消除差异。本报告以各个二级以上医院为系统，以其细菌真菌诊疗能力建设和抗菌药物临床应用和管理水平为系统绩效目标，首先，通过对各个医院系统的内部子系统的架构（系统结构）和系统内资源分布与利用进行比较，从系统结构和资源分布方面分析系统产生不同绩效结果的原因；其次，通过对系统反馈回路的机制建设和环境因素进行比较分析，探求机制运行过程中产生不同绩效结果的原因，从而对政策宏观层面、医院中观层面以及科室微观层面的相关问题进行归纳、总结和回答。

一、调研单位简介

1. 福建省泉州市第一医院

福建省泉州市第一医院（福建医科大学附属泉州第一医院）始建于 1936 年，是闽南省级区域医疗中心，属于三级甲等综合医院范畴。2018 年，该院年门诊量为 183 万人次，出院人数为 9.46 万人次，平均住院日为 7.99 日。该院现有开放床位 2305 张，病区 54 个，临床科室 42 个（一级专科 20 个，二级专科 22 个）。该院感染性疾病科为福建省重点学科，感染病诊治平台功能齐全，居福建省内前列。

2. 厦门大学附属第一医院

厦门大学附属第一医院始建于 1937 年，现已形成拥有 5 所分院（思明院区、杏林分院、鼓浪屿院区、翔安院区、海沧院区）、2 家内设专科医院（肿瘤医院、糖尿病医院）、2 家护理院、6 家社区卫生服务中心的医疗集团，是集医疗、教学、科研、预防、康复为一体的闽西南规模最大的三级甲等综合性医院，该院编制床位 3500 张（其中 2500 张床位运营中，1000 张床位在建）。

二、调研单位细菌真菌感染诊治体系的学科发展及人才队伍建设现状

（一）福建省泉州市第一医院细菌真菌感染诊治体系的学科发展及人才队伍建设现状

该院感染性疾病科为福建省重点学科，现任院长为该学科带头人。该科室床位数

为 90 张，分为 3 个病区。该科室现有临床医师 20 人，其中高级职称 8 人，科主任等 7 人曾参加"培元"计划复旦大学附属华山医院培训基地的实践培训。该科室开设了诊治结核病（1953 年）、肠道（1963 年）、肝炎（1983 年）、发热（2004 年）、感染性疾病（2004 年）和艾滋病（2005 年）等六大专科门诊，开设诊治病毒性肝炎及肝病、细菌真菌感染性疾病、艾滋病和结核病等四个亚专科病区。该科室开设发热病房，其主要职能是承担发热待查和难治性感染病例的诊治，以及承担临床会诊工作，引导和指导医院其他科室抗菌药物合理使用。

该院临床微生物实验室现有专业技术人员 10 名，其中高级职称的比例为 30%，4 名骨干曾前往国内知名医院进修学习。该科室引进了全自动血培养系统、细菌鉴别药敏分析系统、质谱分析仪等先进设备或技术。该科室全血标本送检率居福建省首位，其中阳性率为 10% 以上。

该院药剂科现有临床药师 17 人，年会诊量达 500 多人次，科主任作为"培英"计划专家组成员参与课程设计和授课，7 人参加"培英"计划。该科室牵头组建了"福建感染药师沙龙"，并在其中发挥示范和引领作用。

该院院感科有专职医务人员 9 人，兼职 3 人（1 名主任和 2 名副主任），其中高级职称和中级职称均为 4 人，专业分布为临床医学（3 名）、预防医学（3 人）和护理学（6 人）。该科室工作的核心内容是重点指标监测、重点部门或环节或人群感控管理以及科教培训等。

（二）厦门大学附属第一医院细菌真菌感染诊治体系的学科发展及人才队伍建设现状

该院感染性疾病科始建于 2006 年，现有床位 10 余张。医院计划于正在施工建设的内科楼中划拨病床 50 余张，共计 65 张病床，筹集新的感染性疾病科。该科室现有临床医师 14 人，目前收治病种主要为肝病和结核病，细菌真菌感染诊治能力建设正在起步和筹备。科室内参加"培元"计划复旦大学附属华山医院实践基地培训的学员反馈，培训对于其自身能力提升具有重要的意义，对于科室的转型和发展也具有重要的影响。从学员的发言来看，其细菌真菌感染诊治意识和能力是符合政策对于感染性疾病科医务人员要求的，但是其科室内参加培训的人员数量和比例以及地位还不够显著，发挥的作用是有限的，因此该科室或者医院应进一步支持临床医师参加培训。

该院临床微生物实验室和药剂科的学科发展和人才队伍建设现状与政策期待的目标还有非常显著的距离，其主要表现是科室职能不清晰、学科发展前景不明朗、人才队伍晋升体系不系统以及人员保障机制（经济因素）有待完善。药剂科理应属于业务科室，但是该院药剂科却承担着合理用药监测与评价、激励与问责等管理职能，使得人员数量和质量本就捉襟见肘的药剂科在细菌真菌感染诊治中与临床科室互动不足，无法发挥应有的作用。总而言之，该院临床微生物实验室和药剂科的学科发展和人才队伍建设还需要同感染性疾病科同步努力。

三、调研单位细菌真菌感染多学科诊疗模式建设现状

（一）福建省泉州市第一医院细菌真菌感染多学科诊疗模式建设现状

该院 AMS（Antimicrobial stewardship，译为"抗菌药物管理"）小组的组织架构包括以院长为组长的领导小组和由感染、药学、微生物等多学科专家组成的工作组等两个部分，其中，领导小组的职责包括四条：①授权与支持 AMS 工作组工作，审核 AMS 工作组工作报告负责制度；②支撑体系建设和重大事项决策；③确定年度管理指标，与临床科室签订责任状；④对职能部门、科室负责人进行考核与奖惩。工作组的职责包括：①拟订管理制度；②抗菌药物筛选、分级管理目录和处方集；③拟订管理质控指标；④调整特殊使用级会诊专家组、处方点评小组和专家组；⑤制订本院抗感染相关指南和临床路径；⑥抗菌药物临床应用和细菌耐药监测与干预；⑦定期召开会议，讨论决定工作事项；⑧定期向领导小组汇报工作，重大事项及时汇报；⑨组织培训等。

该院感染性疾病科学术带头人和 AMS 领导小组组长为现任院长苏智军教授，科主任同时兼任 AMS 工作组组长、院感科副主任以及泉州市院感质控中心主任。该科室是该院感染性疾病多学科诊疗体系、抗菌药物管理以及医院感染管理工作的核心科室。该科室在 AMS 中的作用是牵头协调工作组的日常工作、召集会议、负责抗菌药物临床应用技术指导（负责会诊、病例讨论等）以及组织 MDT 会诊。

该院临床药师在 AMS 中的作用主要体现在感染性疾病诊治和 AMS 管理等两方面。该科室在感染性疾病诊治中发挥的作用主要包括抗感染治疗方案的设计与优化、病例讨论与医嘱前置审核、药学会诊与监护以及用药教育等；在 AMS 管理中发挥的作用主要包括抗菌药物的遴选、管理规范制定、临床应用监测、处方点评以及培训等。

该院临床微生物专业人员在 AMS 中的工作主要包括指导标本规范采集、床边标本采集、细菌耐药监测与报告并及时准确报告检验结果等。标本采集的专业性和规范性直接决定着培养和药敏等检验操作结果的质量和可靠性，是细菌真菌感染精准诊疗的重要辅助环节和关键技术。

该院感控科在 AMS 中的主要作用是对重点指标进行监测和评价、反馈和汇报。指标包括目标性指标（多重耐药菌发生情况、手术部位感染情况、抗菌药物使用率和使用强度等）和综合性指标（院感发生率和漏报率、院感发生的科室、人群以及部位分布以及医院感染风险评估等）。

该院医务部和信息科是 AMS 工作组中的职能部门组成部分，其中医务部的主要职责是对临床医师进行考核、对处方权限进行管理以及制定抗菌药物临床药径；信息科的主要职责是对相关软件进行升级和维护，为 AMS 的运作提供信息技术支撑。

（二）厦门大学附属第一医院细菌真菌感染多学科诊疗模式建设现状

如前所述，该院抗菌药物管理技术支撑体系建设尚不能满足医院细菌真菌感染多学科诊疗需求，因此该院抗菌药物管理技术支撑体系尚不具备在医院细菌真菌感染多学科诊疗模式中发挥核心作用的能力与实力。与此同时，该院呼吸内科和重症医学科诊治细菌真菌感染病例较其他科室数量多、病情程度复杂。在长期的学习、发展和实践中，呼吸内科和重症医学科成为该院细菌真菌感染诊治能力最强的科室。因此，该院呼吸内科和重症医学科承担了院内感染性疾病的会诊工作，年会诊量为 400 例次左右。

该院药剂科承担着抗菌药物管理的工作，主要职责是对临床科室抗菌药物应用进行监测和评价，其主要手段为抗菌药物处方点评；对临床医师的抗菌药物使用的行为进行引导和指导，其主要方法为宣传、教育和培训，对不合理使用抗菌药物的行为进行惩罚，其主要形式为罚款。

四、调研单位细菌真菌诊疗感染能力建设和抗菌药物应用管理效果

（一）福建省泉州市第一医院细菌真菌感染诊治能力建设和抗菌药物应用管理效果

1. 福建省泉州市第一医院细菌真菌感染诊治能力建设效果

近 3 年来，该院感染性疾病科平均每年门诊量超过 58000 例，收治患者超过 3500 例，收治病种中发热待查以及细菌真菌感染占比近 60%。在收治的确诊为细菌真菌感染的病例中，呼吸道感染（44%）、腹腔感染（18%）、血流感染（12%）以及泌尿系统感染（7%）位居前四。2018 年，该科室院内外会诊数量为 2722 例次，其中包括院外的基层会诊和少部分省内外互联网远程会诊。从周边地区，例如龙岩、三明和南平等，慕名而来的病例数呈现逐年递增的趋势。

从 2011—2018 年，该院感染性疾病科收治病种中发热待查和细菌真菌感染逐年增加，于 2016 年超过肝病。该科室已经成为福建省内收治细菌真菌感染占比最高的感染性疾病科，涵盖肺部、中枢神经系统、泌尿系统、腹腔以及血流感染等。

从 2014—2018 年，该院感染性疾病科会诊数量呈现逐年上升的趋势，且上升速度较好。2018 年，该科室院内外会诊数量为 2722 例次，比 2014 年同期（718 例次）增长了 279.11%。

通过对与日俱增、病情复杂的细菌真菌感染病例进行诊疗，该院细菌真菌感染诊治能力也在逐渐提升，相关科室之间协同机制充分发挥作用。

2. 福建省泉州市第一医院抗菌药物应用管理效果

从 2013—2018 年，该院连续 6 年抗菌药物使用率、抗菌药物使用强度以及 I 类切口预防使用率等质控指标符合国家卫生健康委员会要求的参考标准。6 年间，该院住院抗菌药物使用率从 2013 年的 41.83% 下降至 2018 年的 31.22%，抗菌药物使用强度从 2013 年的 38.39DDDs 下降至 2018 年的 32.24DDDs，而在 2011 年，卫生部办公厅《关于做好全国抗菌药物临床应用专项整治活动的通知》出台之前，该院的抗菌药物使用强度大概在 45DDDs 左右。

2016 年以前，该院特殊使用级抗生素和碳青霉烯类抗菌药物的使用强度逐年增加，于 2016 年达到峰值，使用强度分别为 4.42DDDs 和 1.83DDDs。2016 年，该院组建 AMS 管理体系并发挥干预作用。此后，特殊使用级抗生素和碳青霉烯类抗菌药物的使用强度稳步下降，2018 年使用强度分别为 2.36DDDs 和 1.14DDDs；碳青霉烯类抗菌药物处方点评合格率明显上升。

（二）厦门大学附属第一医院细菌真菌感染诊治能力建设和抗菌药物应用管理效果

1. 厦门大学附属第一医院感染细菌真菌诊疗能力建设

目前，该院感染性疾病科细菌真菌诊疗能力建设正在筹备和酝酿阶段，其发展方向和发展前景规划尚未形成决议。该科室目前诊治的主要疾病仍然是肺结核和肝病，但是该科室是区域内实力最强的感染性疾病科，这也侧面说明整个厦门地区细菌真菌感染诊治能力建设还有漫长的征途需要完成。

2. 厦门大学附属第一医院抗菌药物应用管理效果

2019 年 8 月，该院重症医学科、泌尿外科等科室抗菌药物使用强度均超过 140DDDs。该院的重症医学科属于院内抗菌药物合理应用意识和能力较强的科室，但是其抗菌药物使用强度却位居全院第一，且使用强度超过 160DDDs。虽然重症医学科在临床实际中收治的病例病情最为严重、最为复杂，但是其抗菌药物使用强度比国家标准（40DDDs）高出了 300%，这说明该院抗菌药物应用管理效果尚有待提高，抗菌药物应用管理工作还需进一步系统化、科学化以及规范化。

五、细菌真菌感染诊治体系的系统结构及控制机制分析

本报告的理论基础是"系统论"和"控制论"，通过系统结构和控制机制分析系统绩效出现不同结果或者效果的机制性原因，并提出相应的机制性建议。

（一）细菌真菌感染诊治体系的系统结构及资源配置分析

"系统论"的理论根基是系统的结构决定功能，系统结构通过影响资源分布以及其发挥的作用来决定系统的功能，因此一个系统的结构及其资源分布是影响其系统绩效的重要因素。

此次调研的两家医院在细菌真菌诊疗体系的系统结构上形成了鲜明的对比，其中福建省泉州市第一医院的体系架构不失为地市级医院细菌真菌诊疗能力建设参考和学习的范本。下文将对两者就细菌真菌诊疗体系的系统结构进行对比分析，优劣得所只是对两者现状进行比较，既不是绝对的肯定与否定，也不涉及价值判断。

目前来讲，医院细菌真菌感染诊治体系的系统结构包括门诊和病区子系统结构、科室子系统结构等两大部分，其中门诊和病区子系统结构主要是指感染性疾病科的门诊和病区的架构及其职权划分和资源配置，科室子系统结构主要是指相关的临床科室、医技科室以及职能科室的架构及其职权划分和资源配置。

首先，感染性疾病科门诊和病区子系统结构及其资源配置决定着感染性疾病科在医院内的发展前景和战略地位。

感染性疾病科以细菌真菌感染为主要诊治疾病，其收治病例病情复杂程度参差不齐，单纯依靠外院或者其他临床科室进行转诊，该科室极难生存和发展。究其原因，转诊而来的病例势必病情复杂甚至出现严重的细菌耐药问题，可能病例的最佳治疗时间已经被耽误，如此一来，感染性疾病科将面临难度极高的专业挑战，临床医师工作压力和强度会比其他科室高但其收入却不一定与之成正相关，进而可能出现科室人才流失、科室发展难以为继的现象。因此，该科室应当独立自主地开设细菌真菌感染门诊，实现科室和患者的直接接触和感染首诊。如此一来，既可以为细菌真菌感染患者提供及时、有效和连续的诊疗服务，也可以实现科室医务人员收入与专业压力及工作强度的一致性目标，进而充分体现医务人员的价值。

在独立自主地开设细菌真菌感染门诊基础上，科室应当鼓励资深临床医师支援门诊、鼓励高级职称临床医师支撑门诊以及资源尽可能向门诊倾斜，例如科室绩效分配向门诊倾斜。门诊是感染性疾病科实现感染首诊的"桥头堡"和患者资源的"引流器"。只有提供数量和质量满足需求的细菌真菌感染诊治门诊服务，才能为科室奠定实现持续发展战略的根基。门诊数量取决于患者选择、发热分诊等诸多因素，并不是科室单方面可以控制的，因此提高门诊质量才是当下感染性疾病科应该充分考量且可以得到解决的问题。门诊质量包括结构、过程和结果等三个环节的质量，就当下形势而言，提高结构质量才是感染性疾病科可以实现且必须首要实现的。究其原因，过程和结果环节质量提升有赖于一定时间周期的测量与评价、反馈与控制，进而实现持续改进，但是结构环节质量提升的关键路径之一便是增加门诊一线门诊医师的专业水平，可以通过提高高级职称或者资深医师比例实现。

其次，科室子系统的系统结构及其资源配置决定着系统资源的利用效率，对系统绩效目标实现具有重要的影响。

从目前的调研结果来看，医院细菌真菌感染诊治体系建设的一般模式是在职能部门的组织、协调和控制下，抗菌药物管理技术支撑体系与其他临床科室双子系统形成平行结构。

首先，医院领导应当充分认识发展细菌真菌感染诊治能力对于医院整体运行的意义。

从短处看，其可以缩短平均住院日，为医院节约医疗成本，以适应即将全面推开的"总额预付下的 DRG 支付方式"改革，从长远讲，其是医院适用疾病谱改变、向未来承担更加重要的任务转型升级的重要方向。因此，医院应当积极响应政策，建设以感染性疾病科为中心的细菌真菌感染诊治体系，其结构见图 8-2。医院刻意避免新型的感染性疾病科建设，总是幻想着通过"旧平台、旧资源"（例如呼吸内科的感染亚专科、重症医学科）去应对（全身性）感染，是无法适应疾病谱改变和医保支付方式调整等外部环境变化的，最终可能出现医院系统无法运行的悲剧，因此医院必须坚定不移地将建设独立的专门的以细菌真菌感染为主要收治病例的感染性疾病科或者学组的政策要求落实到位。以细菌真菌感染为主要收治病例的感染性疾病科或者学组是医院细菌真菌感染诊治系统的中心，是其他子系统存在的依靠，换言之，只有该科室子系统存在且发挥作用，其他科室子系统才能发挥相应的作用。

如果在"旧平台、旧资源"的基础上建设细菌真菌感染诊治体系是一种不系统或者不符合系统管理的模式，那么感染性疾病科仍然还处于治疗肝病或者结核病的困境中，抗菌药物管理技术支撑体系的互动机制仍然没有如期建立，各个科室子系统仍然是一盘散沙、各自为政的建设模式就属于完全不系统或者完全不符合系统管理的范畴。相形之下，前者对于部分细菌真菌感染性疾病还具有一定的诊疗能力，但是后者的诊疗能力就差强人意了。然而，形势非常严峻，后者恰恰是全国大部分二级以上综合医院的细菌真菌感染诊治能力建设现状的真实写照，地市级或者县级医院尤甚。因此，帮助由于体系结构问题导致的细菌真菌感染诊治能力建设进步缓慢或者没有进步的落后医院构建比较优化的细菌真菌感染诊治体系的系统架构是引导和指导其建设和发展细菌真菌感染诊治能力的关键工作和当务之急。

其次，科学设计或者系统优化感染性疾病科与感控科、临床药学和临床微生物等辅助科室子系统之间的结构也是非常有必要的。

在很多医院，感染性疾病科和感控科的架构是比较尴尬的。从科室性质上讲，感染性疾病科属于临床科室，感控科属于职能科室，两者之间不应该存在系统结构上的诟病，但是引入医院感染管理与控制事务工作、人才队伍晋升体系和经济收入等因素后，此两个子系统的架构就出现了重叠或者权责不清。目前来讲，很多医院，诸如福建省泉州市第一医院等，为优化两者之间的构架和提高互动效率，由感染性疾病科资深专家或者科主任担任感控科主任或者副主任。对于科主任职务的兼任，可能不失为一种优化两者架构的方式，但是这种方式是否真的可以实现感染性疾病科和感控科的良性互动，或者说这种方式是不是最优模式或者架构，还有待进一步研究和论证。

目前来讲，优化感染性疾病科、临床药剂师以及临床微生物专业人员组成的抗菌药物管理技术支撑体系的系统结构和资源配置的措施和方法探讨和试点比较多，相当数量的院长或者资深专家反复提及一个概念——"大感染性疾病科"。该概念字面上只增加了一个"大"字，但是意味着系统结构的重构和系统资源的整合。系统结构的重构是指将感染性疾病科与临床药学和临床微生物等辅助科室的子系统结构进行重组，包括人员结构和职权划分等。系统资源的整合是指上述子系统科室人员的职称晋升、薪酬待遇等统一于一个体系之内，通过职称晋升、薪酬待遇等方面的激励和问责机制将上述人员的专业知识与技能组织在一起，实现"同进同退、共进共推"进而实现系统绩效"非线性"提升。当然，该理念目前还没有得到实践充分的检验，还需要进一步地试点和理论设计或者优化，不过该理念也不失为优化感染性疾病科与临床药学和临床微生物等辅助科室等子系统之间的结构的一种方式或者措施。

系统资源整合依赖于系统结构优化，只有以合适的系统结构为基础，资源整合才有意义。系统资源分为人、财、物、技术以及信息等，但是此背景下整合人力资源才是关键，建设和发展细菌真菌感染诊治人才队伍是关乎医院细菌真菌感染诊治能力建设的基础要素。只有存在数量和质量均满足需求的人才队伍，相关组织和管理制度、措施以及系统结构优化才能发挥作用。

综上所述，系统资源整合依赖于其结构的优化，优化系统结构是提升系统绩效的关键，也是当下各医院细菌真菌感染诊治能力建设必须重新审视和思考的问题。对于细菌真菌感染诊治能力建设进步缓慢的地市或者县级二级以上综合医院更应该将科学设计或者系统优化该院细菌真菌感染诊治体系的系统结构和资源配置作为当务之急、重中之重。

（二）细菌真菌感染诊治体系的反馈回路及控制机制分析

下文以"控制论"为理论基础，探讨医院细菌真菌感染诊治体系内部机制及其运行效果，分析系统绩效与机制建设以及运行环境之间的关系，进而探索医院细菌真菌诊疗能力建设现状背后的机制性原因，并提出机制性的理论建议。

1. 医院细菌真菌感染诊治体系反馈回路概述

"控制论"的理论核心是反馈机制（反馈回路）。反馈回路由感受器、参考标准、比较器以及效应器四部分构成，感受器持续接收输入的信息，比较器实时监测系统实际绩效并比较其与绩效参考标准（期望）之间的关系，若实际绩效未达到绩效参考标准，效应器会按照程序采取相应措施以此消除差异。控制论源于工程学等，在机械、设备控制等领域应用广泛，与生活最为密切的控制系统是空调控制系统。空调开机后，人为设置参考标准温度，感受器实时监测室内温度，比较器比较室内实际温度与参考标准温度的差异，最后由压缩机等效应器对差异采取措施。

1.1 感受器

医院细菌真菌感染诊治体系控制系统的感受器是掌握了各种信息系统及其数据的信息管理部门，但不一定是信息科。因为不同医院的信息管理体系千差万别，信息科是主要的医院信息管理部门，但不是唯一的。厦门大学附属第一医院医疗质量管理系统可以实时监测各个科室抗菌药物使用率及其强度，系统自动列出排名靠前的科室及其指标数据，该信息系统下辖于医疗质量管理部，主要用途是作为医疗质量管理和持续改进的工具。

1.2 参考标准

2011 年，卫生部办公厅印发《关于做好全国抗菌药物临床应用专项整治活动的通知》（卫办医政发 [2011]56 号），规定了二级以上公立医院抗菌药物使用率和强度等指标的标准，并要求上述指标逐年下降。

目前来讲，绝大多数医院将上述指标国家标准作为医院细菌真菌感染诊治体系的核心参考标准，我们认为这种管理方式是值得商榷的。医院细菌真菌感染诊治能力提升的目的是从医疗服务供给侧为疾病谱改变进行结构性调整，以增强医院在未来的生存力、服务力和服务质量。上述指标应当作为感受器实时监测的信息，但是不应该成为该体系建设和发展的导向性标准，更应明确提升医院细菌真菌感染诊治能力和抗菌药物科学、合理使用能力的核心地位。

诚然，目前从县级到地市级到省部级等三个层级医院关于细菌真菌感染收治病种的分工都不明确，系统性提出医院细菌真菌感染诊治能力的参考标准更是难上加难。

因此，如何科学地设计或者优化反馈回路的参考标准体系有待于后续研究进行进一步的定量测算和机制分析。目前，当务之急是明确各个层级医院在细菌真菌感染收治病种及其复杂程度的分工，对体系内各级医院的职责进行细化和规划，进而建立相应的分工和协作机制，例如建立感染性病例上转和下转的"绿色通道"等。

1.3 比较器

医院细菌真菌感染诊治体系控制系统的比较器主要是两部分：①专业人员：临床医师、临床药剂师以及感控科的专业人员；②管理人员：专业人员进行比较的思路和思维方式是从专业角度判断感受器接收的信息与专业规范是否一致；管理人员进行比较的思路和思维方式是从管理角度判断感受器接收的信息与管理规范是否一致。无论是专业的技术规范，还是管理的政策规范，其比较结果的科学性有赖于参考标准的科学性。如前所述，关于细菌真菌感染诊治能力的参考标准体系的建设还需要进一步努力，因此比较器的比较结果是否为医务人员所信服和接受仍然有待论证。

1.4 效应器

医院细菌真菌感染诊治体系控制系统的效应器主要是医务部等职能部门，其主要职责是根据比较结果进行激励和问责，但是并不是所有的激励与问责机制均由医务部承担。例如厦门大学附属第一医院抗菌药物合理使用（合理用药）的激励与问责机制由该院药剂科承担，这种安排出于专业角度考虑，但是并不一定可以实现预期目标。首先，药剂科人力资源数量能否胜任此项工作；其次，其可以依赖的问责措施仅仅为罚款，经济惩罚措施是否适宜等均是问题。

2. 细菌真菌感染诊治体系控制机制分析

如前所述，此次调研的两家医院的细菌真菌感染诊治体系的控制机制建设及其发挥的作用差别显著。福建省泉州市第一医院细菌真菌感染诊治体系的控制机制建设及其运行效果明显优于厦门大学附属第一医院，其控制机制主要是 AMS 小组的运行机制。福建省泉州市第一医院 AMS 小组建设或者多学科诊疗模式在前文中进行了详细的现状描述，下文仅对两家调研单位的细菌真菌感染诊治体系控制机制运行进行对比分析。

首先，福建省泉州市第一医院 AMS 小组的组织架构既避免了 AMS 小组与医院药事管理委员会的重叠和交叉问题，又为其激励和问责机制发挥作用奠定了基础。

在历次的调研中，医院对 AMS 小组运行机制的相关问题反馈比较集中，其主要关注点是如何平衡 AMS 小组与医院药事管理委员会的系统架构问题，焦点主要在于抗菌药物的遴选。少数医院，例如厦门大学附属第一医院，AMS 与医院药事管理委员会的系统架构十分尴尬，该院院长按照政策规定担任 AMS 小组组长，但其并未名列医院药事管理委员会。

福建省泉州市第一医院通过设置 AMS 领导小组和工作组的分层架构，成功地避免了相关问题。AMS 领导小组只授权不涉及具体制度的制定和实施，工作组获得授权后负责具体制度的制定和实施，而 AMS 工作组成员都是医院药事管理委员会的骨干成员。如此一来，两个系统具体事务执行和实施的权力授权给医务、药剂科主任等同一批中层领导，AMS 小组与医院药事管理委员会的系统架构问题可以得到较好平衡。

其次，福建省泉州市第一医院与厦门大学附属第一医院面对同样严峻的外部环境，但是抗菌药物管理技术支撑体系参与院内外感染性疾病会诊数量和质量不同。

上述调研单位均围绕抗菌药物科学、合理应用建立了相关的测量与评价、激励与问责机制，甚至厦门大学附属第一医院建立的问责机制（惩罚）明显严于福建省泉州市第一医院，但是机制运行的结果（效果）却差异悬殊。

从理论上讲，单一机制的建立和机制运行效果之间的因果关系并不是简单的必然性关系，而是一种或然性关系。那么，又是什么在支配或者影响这种或然性的关系最后出现的不同结果呢？我们将其定义为"环境因素"，即因果机制运行的环境。同样的原因，在不同的环境因素的影响下，会出现不同的结果，机制良性运行依赖于相关环境的存在。影响或者支配因果机制取得预期或者良性运行结果（效果）的环境因素，称之为"机制良性运行环境因素"。

因此，上述两家调研单位出现机制运行结果（效果）不同的原因便是两者机制运行的环境因素不同。两家调研单位处在同一省内，虽然面对的外部环境十分严峻（后文将详细讨论），但是对于两者是公平的，造成不同机制运行结果的环境因素只能是内部环境因素。

医院细菌真菌感染诊治体系控制系统的内部环境因素主要分为三个层次：①医院院级领导的相关意识是环境因素的重要组成要素，当然院级领导中有感染性疾病诊治专业人员更好；②医院职能科室互动过程中的参与度和积极性是环境因素的有效组成要素；③全院一线医务人员对感染性疾病诊治的意识和抗菌药物科学、合理应用的氛围是环境因素的基础组成要素。此处环境因素的三个（层次）组成要素，呈现一个"金字塔"型，从上往下单个个体发挥的作用依次减少，但是环境因素的作用却是由第三个层次的基础组成要素直接体现出来的，而院级领导和职能科室的作用是间接的。见图10-2。

对于如何优化环境因素，三个层次相对应的依次是扩大院长管理论坛（扩大）、举办职能科室管理培训（新建）以及放开"培立方"项目资源（放开和补充）。然而，相关资源是有限的，我们认为目前扩大院长管理论坛（扩大）、举办职能科室管理培训（新建）是当务之急。这种考虑是基于每层单个个体的作用和影响而言的，院级领导和职能科室管理人员数量较少，但是影响较大，其增量成本 - 效应比是最大的。同时，面向医院院长的管理论坛和职能科室管理培训资源应当向地市或者县级二级以上综合医院倾斜，这些医院现在机制建设和运行同等困难，其主要原因之一是院级领导无法审时度势，根据疾病谱改变以及支付方式改革等外部环境改变对医院学科发展做出准确的判断，无法认识到细菌真菌感染诊治能力建设对于医院未来发展的重要性。

综上所述，目前地市或者县级二级以上综合医院细菌真菌感染诊治体系的控制机制建设还有待完善，但是优化或者改善控制机制运行环境却是重中之重，否则可能出现控制机制建立却运行不佳的现象。对于地市或者县级二级以上综合医院细菌真菌感染诊治体系控制机制内部环境的优化应当优先从院级领导层面开始，提升其对细菌真菌感染诊治能力建设的认识和意识，才是地市或者县级医院走出困境的第一步，也是关键一步，这也是为什么厦门大学附属第一医院距离福建省泉州市第一医院差距较大的关键原因。

六、讨论

在历次的访谈中，各省各院对成本倒挂问题反馈最为热烈，其主要表现在感染性疾病多学科会诊、临床微生物药敏实验以及快速病原检测等项目的收费价格过低甚至亏本，无法体现医务人员的价值，致使医务人员积极性受到极大的打击。医院细菌真菌感染诊治体系是一个"非线性互动"的系统，而上述成本倒挂问题从系统的不同结构上限制了系统绩效涌现的产生，成为限制医院细菌真菌感染诊治能力建设的最大的"恶性"外部环境因素。由于各省成本倒挂问题不尽相同，各个医院应对措施也是各显其能，因此此处不对其进行深入的系统讨论，单就福建省泉州市第一医院对自身面临的成本倒挂问题采取的相关措施进行讨论。

2018 年，福建省泉州市第一医院向福建省物价局申请对质谱方法、真菌荧光染色诊断、隐球菌抗原检测（胶体金免疫层析法）、曲霉菌免疫学试验、军团菌抗原检测试剂盒（胶体金法）、梭状芽胞杆菌谷氨酸脱氢酶抗原及毒素检测试剂盒（酶联免疫层析法）和肺炎链球菌抗原检测试剂盒（胶体金法）等 7 种临床微生物辅助鉴别诊断技术的收费价格进行重新设置或者调整。在申请材料中，该院对上述项目的专业价值、社会意义以及成本核算等信息进行了详细的阐述和讨论，并提供了相关省份（主要是天津市和江苏省）的参考价格，要求福建省物价局对收费价格进行重新审定，但是上述诸项收费设置或者调整的申请被悉数驳回。

成本倒挂问题十分严峻，单纯依靠医院努力很难实现预期目标，需要卫生行政部门同医院一道努力，与物价部门（部分省份为医保部分）等医药价格管理部门进行协商和谈判。

七、总结

此次调研的两家医院均属于地市级三级甲等医院，其细菌真菌诊疗能力建设和发展的历程可以作为全国多数二级以上综合医院思考、参考的素材。从我国现状来看，全国范围内的二级以上综合医院细菌真菌感染诊治能力建设缺乏代表性和典型性的范本。虽然复旦大学附属华山医院等医院的建设取得了优秀的成绩，但是其实现路径是不可复制和推广的。反而，此次调研的两家医院却具有一定的代表性和典型性。

此次调研的两家医院细菌真菌感染诊治能力建设差距悬殊，福建省泉州市第一医院属于细菌真菌感染诊治能力建设较好的地市级医院，厦门大学附属第一医院细菌真菌感染诊治能力建设离政策的要求还有很大的距离。然而，厦门市附属第一医院的建设现状却代表着全国为数众多的二级以上综合医院的真实水平。因此，全国范围内的二级以上综合医院的相关政策要求的落实情况不容乐观。为进一步了解全国二级以上综合医院细菌真菌感染诊治能力建设的现状，后续选择调研单位时，应适当向地市或者县级二级以上综合医院倾斜。

就目前细菌真菌感染诊治能力建设的现状来看，各个医院都存在一定的困境和难处，主要分为内部和外部两个方面。内部的困境或者难处主要包括两个方面：①系统结

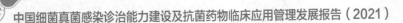

构及资源配置的优化：如何科学设计或者优化感染性疾病科门诊和病区子系统、感染性疾病科和临床微生物以及药剂科等科室子系统的架构以及权责划分和资源配置等问题；②医院领导和职能科室管理人员建设和发展细菌真菌感染诊治能力认识和意识的提升：院级领导和职能科室管理人员对细菌真菌感染诊治能力建设和发展的支持与否决定着建设和发展好坏。外部的困境或者难处主要是成本倒挂问题，感染性疾病多学科会诊、临床微生物药敏实验以及快速病原检测等项目的收费价格不能体现医务人员的价值，但是该收费价格的管理权因省而异，此事单靠卫生行政部门或者医院无法协调，因此需要卫生行政部门和医院的共同努力。

"培立方"培训项目对于学员个人的能力提升具有重要的作用，参训学员的相关理论知识和实践技能获得了极大的提升。学员个人能力提升也会使得科室整体能力获得一定的提升，但是这个过程未必是线性叠加的。如果学员在科室内不能获得其发挥作用的环境和平台，那么个人能力提升对于科室或者医院整体的影响就微乎其微了。

第十二章

黑龙江省专题调研报告

内容提要

    2019 年 12 月 3-4 日，由国家卫生健康委员会医院管理研究所马丽平主任带队的专家组对哈尔滨医科大学附属第一医院、黑龙江省传染病防治院以及哈尔滨市香坊区人民医院就细菌真菌感染诊治能力建设情况进行了专题调研。本文为此次专题调研的报告，分为以下五个部分：①调研单位的简要介绍。②调研单位细菌真菌感染诊治体系的学科发展及人才队伍建设现状，包括学科发展水平以及人才队伍数量、构成以及参加"培元"计划培训的相关情况。③以哈尔滨医科大学附属第一医院为重点介绍调研单位抗菌药物管理体系建设现状，包括抗菌药物管理体系架构、运行机制等。④运用"控制论"对哈尔滨医科大学附属第一医院抗菌药物管理系统反馈回路的机制建设进行分析，试图总结其可为东北地区其他医院借鉴的建设经验。⑤讨论经济待发展地区二级以上综合医院细菌真菌感染诊治体系建设的核心难点，试图以此次调研的医院作为经济待发展地区的代表，分析其建设过程中的难点，并提出相关建议。

本报告为此次黑龙江省调研的区域性总结报告，是系列报告中黑龙江省相关情况的研究结果。黑龙江省位于我国的最北部，其地理位置、气候条件、感染性疾病谱具有一定的特殊性，细菌真菌感染现状及其诊疗能力建设情况也与其他省不尽相同，与发达的东部、南方诸省差距尤其悬殊。由于哈尔滨医科大学附属第一医院细菌真菌感染诊治能力以及抗菌药物管理体系建设在该省处于领先地位，该院的相关机制建设可作为该省乃至东北地区其他医院的参考，因此本报告将该院作为调研单位的典型案例进行分析。本报告的理论基础是"控制论"，该理论核心是反馈机制（反馈回路），感受器持续地接收信息，比较器比较系统的实际绩效与标准绩效（期望）之间的关系，若实际绩效未达到标准绩效，效应器采取相应措施以此消除差异。本报告对哈尔滨医科大学附属第一医院抗菌药物管理系统反馈回路的机制建设进行分析，试图总结其可为东北地区其他医院借鉴的建设经验。

一、调研单位简介

1. 哈尔滨医科大学附属第一医院

哈尔滨医科大学附属第一医院是一所集医、教、研为一体的三级甲等综合医院，是黑龙江省最大的医疗中心，开放床位数为 6498 张。该院有国家临床重点专科 17 个，国家重点实验室 1 个，长江学者 1 名。2014—2018 年，该院门、急诊量和手术及操作例数逐年增加。2018 年，该院门、急诊量高达 293.8 万人次，手术及操作例数高达 21.8 万例，住院病例数为 26.84 万例，患者平均住院日为 7.95 天。

2. 黑龙江省传染病防治院

黑龙江省传染病防治院，即黑龙江省结核病防治院，是该省唯一集医、教、研为一体的省级三级甲等专科医院，该院开放病床数为 1440 张，收治病例主要是结核病和艾滋病。建院以来，该院累计收治各类结核病患者 120 多万人次。近年来，该院每年收治的结核病病例超过全省的 50%（15 000 例 / 年），总结了大量的宝贵经验，形成了独具特色的结核病诊疗体系，尤其是对于耐药性结核的诊治。

3. 哈尔滨市香坊区人民医院

哈尔滨市香坊区人民医院是该区内唯一一家二级甲等综合医院，编制床位为 400 张。该院共有 5 个大病区，其中有 3 个内科病区。该院暂未成立感染性疾病科。根据关键信息知情人透露，截至调研之日，哈尔滨市所有的二级医院（包括专科和综合以及中医类）均没有成立感染性疾病科，因此该院并不是特例。

二、调研单位细菌真菌感染诊治体系的学科发展及人才队伍建设现状

（一）哈尔滨医科大学附属第一医院细菌真菌感染诊治体系的学科发展及人才队伍建设现状

该院感染性疾病科共开放床位 109 张，下设四个病区，其中一个病区主要收治发热待查患者，其他三个病区收治肝病、肠道病及其他亚专科的感染性疾病。然而，该科室医师仅有 14 人，其中主任医师 3 人，副主任医师 1 人，主治医师 6 人，住院医师 4 人，而护士也仅有 26 名。该院感染性疾病科主任为黑龙江省唯一一位感染性疾病科教授、博导，在访谈中反复强调自己有心培养优秀人才，但是该科室博士研究生已多年无人报考。该科室仅有一人参加"培元"项目的理论培训，其原因在于工作强度大，时间不允许。

该院呼吸科共开放病床 235 张，2018 年门诊量 61 818 人，出院患者 8966 人。然而，该科室医师仅有 60 人，护士仅有 71 人。该科室在院内属于人才发展情况较好的科室，无论是研究生招生教育，还是优秀毕业生留院。该院参加"培元"项目的学员多为呼吸内科医师，并表现出进一步参加实践培训的意愿。该院重症医学科共开放床位 81 张，2018 年出院患者 3260 人，有医师 34 人，护士 148 人。

（二）黑龙江省传染病防治院细菌真菌感染诊治体系的学科发展及人才队伍建设现状

黑龙江省传染病防治院收治的患者主要为结核病和艾滋病患者，与细菌真菌感染诊治相关的业务主要是耐药结核的诊治及抗生素预防性用药等。由于专科定位及其区域特点等原因，该院的业务方向主要是病毒感染性疾病以及结核分支杆菌感染性疾病，较少收治一般意义上的细菌真菌感染病例。

在调研中了解到，该院的发展方向还会继续往结核病和艾滋病诊治方面深入和挖掘。究其原因，作为专科医院的传染病防治院恐怕难以与大型综合医院竞争，而结核病和艾滋病诊治可以争取国家的专项经费。换言之，日益激烈的竞争环境，使得传染病防治院开始转向可以争取专项经费的公共卫生服务，而一般性医疗服务提供的能力将会逐渐萎缩。

（三）哈尔滨市香坊区人民医院细菌真菌感染诊治体系的学科发展及人才队伍建设现状

虽然国家卫生计生委员会办公厅《关于提高二级以上综合医院细菌真菌感染诊治能力的通知》（国卫办医函 [2016]1281 号）要求全国二级以上综合医院在 2020 年以前建设以细菌真菌感染为主要收治疾病的感染性疾病科或者医疗组，但是哈尔滨市乃至黑龙江省的二级医院中按照要求建设感染性疾病科的非常之少，甚至是没有。哈尔滨市香坊区人民医院与其他二级医院一样，并未如期建设感染性疾病科，因此其细菌真菌感染诊治体系建设尚在筹备、酝酿阶段，相关人才队伍也处于、甚至长期处于待建状态。如果哈尔滨市香坊区人民医院可以代表东北地区二级医院（区县级医疗中心），那么 2020 年之前二级医院按照政策要求建设感染性疾病科或者医疗组在东北地区恐怕难以实现。

三、调研单位抗菌药物管理体系建设现状

此次调研的医院中，哈尔滨医科大学附属第一医院抗菌药物管理体系建设颇具规模，且与东北地区的"大环境"相适应。因此，本部分内容重点介绍该院抗菌药物管理体系建设情况，不失为东北地区其他医院的参考和范本，有条件的二级医院（区县级医院）亦可结合自身情况学习。

（一）调研单位抗菌药物管理体系的组织架构

哈尔滨医科大学附属第一医院在院级层面成立了抗菌药物科学化管理小组，院长任改组组长，为第一责任人，AMS 小组下设办公室，隶属于医务部，药剂部负责日常工作。AMS 小组通过建立规章制度，明确各个部门职责，通过职能部门及医院领带的组织协调和监督管理对医院抗菌药物应用进行科学化管理，引导、指导临床科室合理使用抗菌药物。

（二）调研单位抗菌药物管理的测量与评价机制

哈尔滨医科大学附属第一医院抗菌药物管理体系中建立的测量与评价机制主要包括抗菌药物处方点评机制、抗菌药物用量动态监测机制、重点监控机制以及经济数据监控机制。

抗菌药物处方点评机制：临床药师和临床医师通过抽取、检查重点监控药物、重

点人群患者的病历，对各个科室抗菌药物使用情况进行检查。通过对Ⅰ、Ⅱ类切口预防用药医嘱进行实时医嘱点评，对预防性使用抗菌药物进行监测与评价。抗菌药物用量动态监测机制：医院对抗菌药物采购使用情况进行动态监测管理，并适时做出调整。重点监控机制：医院建立重点监控机制，建立重点监控药品目录，对抗菌药物使用开展合理性评价，将连续 3 个月消耗排序在前 10 位的药品纳入重点监控药品目录，并在院内予以公示，以便及时进行干预。经济数据监控机制：以月为考核周期，每月对消耗金额排名前十位的药品及使用金额排名前十位的科室、医师，进行院内网上公示。

（三）调研单位抗菌药物目标值管理机制

2011 年，卫生部办公厅印发《关于做好全国抗菌药物临床应用专项整治活动的通知》（卫办医政发 [2011]56 号），规定了二级以上公立医院抗菌药物使用率和强度（DDDs）等指标的标准。该院根据卫生部政策文件标准以及临床科室实际情况，将住院患者抗菌药物使用率和使用强度、特殊使用级抗菌药物使用率和使用强度、Ⅰ、Ⅱ类切口手术抗菌药物预防使用率、Ⅰ、Ⅱ类切口手术抗菌药物预防不超过 24 小时比例以及微生物检验标本送检率等指标设定为抗菌药物管理红线指标，并设定管理的标准。该院针对每个科室近 3 年的抗菌药物使用强度情况，按照收治病种以及药品 PK/PD 参数，合理使用药品剂量及用药次数等，制定每个科室的 DDDs 目标值，作为科室抗菌药物目标管理的标准参数。

从哈尔滨医科大学附属第一医院今年上半年的统计数据来看，该院内科科室抗菌药物 DDDs 目标管理效果较好，而外科科室实际的抗菌药物 DDDs 几乎都超过了目标值。其可能存在的原因之一是，给外科科室设定的目标参考值的标准过于严苛。此时，科室通过填写抗菌药物使用强度目标值调整申请表申请调整科室的 DDDs 目标值。一般而言，各科室应该综合考虑各项因素，慎重提出申请，重点写明抗菌药物使用情况、临床科室病种统计等信息。相关管理机制为：①时间周期：科室每年度可提出两次抗菌药物使用强度目标值调整申请；②由医务部随机调取该科室病历，如存在不合理应用抗菌药物情况，则不予以批准，且该科室本年度内不得再次提出调整申请；对于抗菌药物使用合理的科室，将由医务部请示抗菌药物管理工作组，决定调整的幅度。

（四）调研单位抗菌药物管理的反馈机制

哈尔滨医科大学附属第一医院抗菌药物管理体系中建立的反馈机制主要有会议通报反馈、限量采购机制、异常用量预警报告机制、抗菌药物使用资质管理机制以及包括经济和与职称晋升、评先评优挂钩两方面的惩罚措施。

会议通报：在医院抗菌药物管理例会上，以会议纪要的形式对不合理医嘱进行反馈，对异常使用的抗菌药物提出限量采购、暂停和调整抗菌药物品规等处理。限量采购机制：对于第一个月消耗排名前 10 位的药品，采购量下调 1/3；连续第二个月排名前 10 位的同种药品，采购量下调 1/2；连续第三个月排名前 10 位的同种药品，停用半年。异常用量预警报告机制：定期对抗菌药使用情况进行统计分析，对无特殊原因使用量突然增大的情况，实行药品超常使用预警报告制度。

抗菌药物使用资质管理机制：对医师抗菌药物临床应用通过会诊制度实行动态监测，对于未按照规定违规使用抗菌药物 2 次以上的医师，逐渐降低其抗菌药物使用资质，直到取消其抗菌药物使用权限；其规范使用抗菌药物，逐渐增加抗菌药物使用级别，逐渐恢复其抗菌药物使用资质。

惩罚机制：①处方点评经济惩罚机制：每月进行处方、医嘱点评，一般缺陷处方每张扣 100 元，严重缺陷每张扣 500 元，对于典型不合理处方下达不合理药品处方整改通知单，限期整改。②与职称晋升、评先评优挂钩：对于运行病历、出院病历检查中发现药物不合理使用的医师，在公示、点评反馈的基础上，将采取责任人承担不合理用药费用、院长约谈等措施；如同一医师季度内连续两次存在临床不合理用药情况，取消当年职称晋升、评优评先资格，同时停止药物处方权六个月。③管理责任追究机制：对于年内出现三次抗菌药及使用金额排名前十位的科室、医师，同时存在不合理用药的科室，除对其责任医师进行处罚外，追究其病房主任、学科主任的管理责任，要求在院例会上给予解释说明，在科室年终评优、评先活动中一票否决。

四、调研单位抗菌药物管理体系的反馈回路及控制机制分析

以哈尔滨医科大学附属第一医院为典型案例，以"控制论"为理论基础，运用反馈回路及控制机制分析该院抗菌药物管理体系建设现状，试图从理论的角度总结该院抗菌药物管理体系的建设经验，进而作为东北地区其他有条件的二级以上综合医院抗菌药物管理体系建设的参考。

（一）调研单位抗菌药物管理体系的反馈回路概述

"控制论"的理论核心是反馈机制（反馈回路）。反馈回路由感受器、参考标准、比较器以及效应器四部分构成，感受器持续接收输入的信息，比较器实时监测系统实际绩效并比较其与绩效参考标准（期望）之间的关系，若实际绩效未达到绩效参考标准，效应器会按照程序采取相应措施以此消除差异。控制论源于工程学等，在机械、设备控制等领域应用广泛，与生活最为密切的控制系统是空调控制系统。空调开机后，人为设置参考标准温度，感受器实时监测室内温度，比较器比较室内实际温度与参考标准温度的差异，最后由压缩机等效应器对差异采取措施。

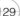

1. 感受器

该院医务部是医院抗菌药物科学化管理（AMS）小组办公室的下设科室，在医院抗菌药物管理工作发挥组织、协调的作用，运用信息系统等技术对抗菌药物使用进行动态监控，定期对抗菌药使用情况进行统计分析，对无特殊原因使用量突然增大，实行药品超常使用预警报告制度。该科室在该院抗菌药物管理体系的反馈系统中发挥了"感受器"的作用，实施监控信息、接受反馈信息。

2. 参考标准

2011年，卫生部办公厅印发《关于做好全国抗菌药物临床应用专项整治活动的通知》（卫办医政发[2011]56号），规定了二级以上公立医院抗菌药物使用率和强度（DDDs）等指标的标准，并要求上述指标逐年下降。

目前来讲，绝大多数医院将上述指标国家标准作为医院细菌真菌感染诊治体系的核心参考标准，我们认为这种管理方式是值得商榷的。该院根据原卫生部政策文件标准以及临床科室实际情况，将住院患者抗菌药物使用率和使用强度、特殊使用级抗菌药物使用率和使用强度、Ⅰ、Ⅱ类切口手术抗菌药物预防使用率、Ⅰ、Ⅱ类切口手术抗菌药物预防不超过24小时比例以及微生物检验标本送检率等指标设定为抗菌药物管理红线指标，并设定管理的标准。然而，该院设置的参考标准实行的是弹性管理原则，并没有"一刀切式"按照国家标准进行刚性管理。科室可以通过填写抗菌药物使用强度目标值调整申请表申请调整科室的DDDs目标值，并制定了相关的管理机制，可参见上文。

3. 比较器

在反馈回路中，比较器的作用是比较接收器所接收的信息与参考标准之间的差异，然后向效应器传递信号。医院抗菌药物管理控制系统的比较器主要是两部分：①专业人员：临床医师、临床药剂师等专业人员；②管理人员：医务部等职能科室人员。专业人员进行比较的思路和思维方式是从专业角度判断感受器接收的信息与专业规范是否一致；管理人员进行比较的思路和思维方式是从管理角度判断感受器接收的信息与管理规范是否一致。

在该院抗菌药物管理体系中，比较器为抗菌药物处方点评、实时监测的信息系统等。处方点评机制是通过专业人员对医务人员抗菌药物处方进行检查，此时，所持的标准是临床专业的标准，其比较方式是专业方式。通过实时监测的信息系统输出相关数据，职能科室对反馈信息进行统计分析，然后与参考标准进行比较，此时，所持的标准是目标值管理的标准，其比较方式是管理方式。

4. 效应器

在反馈回路中，效应器的作用有两个方面：①反馈信息，调节感受器、参考标准以及比较器；②输出控制系统的处理结果。在该院抗菌药物管理体系中，效应器也是医务部等职能部门，其作用包括上述两个方面。

首先，医务部根据比较结果，分析控制系统的效能，是否对控制系统进行优化，例如调整参考标准参数、提高感受器灵敏度等。具体而言，例如调整参考标准，对于外科科室的 DDDs 目标值制定需要一定时间周期的弹性管理进行数据统计分析才可以测定，一开始只能通过专业经验提出一个初步的目标值标准，那么调整的过程就必须结合科室申请和反馈数据统计分析加以支撑，单纯地依靠科室申请并不一定客观真实，因为几乎所有人都有享受宽松标准的倾向。例如提高感受器灵敏度，以抗菌药物处方点评为例，抽取处方的比例以及点评的时间周期决定着感受器的灵敏度，增加抽取处方的比例或者缩短点评的周期都可以提高灵敏度，进而获取更加真实的信息。然而，上述措施的管理成本也会随之增加。因此，控制系统感受器灵敏度与管理成本之间必须形成均衡，但是效应器的反馈可以调整这种均衡。当医院抗菌药物管理效果下降时，必须增加投入以提高感受器灵敏度，例如增加抽取处方的比例，进而引导临床科室合理使用抗菌药物，以此来提高抗菌药物管理效果。当抗菌药物管理效果较好且比较稳定时，可以延长抗菌药物处方点评的时间周期，毕竟，进行处方点评是相关人员的额外劳动，需要消耗时间和精力，也会造成一定的管理成本。处方点评的比例和频率越高，相关人员所消耗的时间精力越大，因此而产生的管理成本也越大。

其次，医务部根据比较器输出的结果，对控制对象进行处理。根据处方点评的结果对相关医务人员进行经济惩罚，对典型不合格处方下达处方整改通知单。对于运行病历、出院病历检查中发现抗菌药物不合理使用的医师，采取责任人承担不合理费用等经济惩罚措施以及院长约谈等管理措施。对于同一季度内连续两次存在临床不合理用药的医师，取消其当年职称晋升、评奖评优的资格。

（二）调研单位抗菌药物管理体系控制机制分析

"控制论"所基于的理论是"系统论"，因此我们不妨将哈尔滨医科大学附属第一医院视为一个系统，该体系的绩效是提高医院抗菌药物管理效果。从目标管理的角度看，系统绩效是降低住院患者抗菌药物使用率和使用强度、特殊使用级抗菌药物使用率和使用强度、Ⅰ、Ⅱ类切口手术抗菌药物预防使用率、Ⅰ、Ⅱ类切口手术抗菌药物预防不超过 24 小时比例等指标的数值。从组织管理的角度来看，系统绩效是建设以细菌真菌感染为主要诊疗疾病的感染性疾病科，提高细菌真菌感染诊治能力，从而提高医院医疗服务质量、降低医疗服务的成本。

一般而言，该系统最简单的机构由四部分组成，即上述的感受器、参考标准、比较器和效应器。此四个部分形成反馈回路，通过反馈控制机制，共同决定着系统绩效。换言之，系统绩效提升问题的本质是此四个部分能否实现协调配合，实现系统效益产出大于系统成本消耗的问题。单纯考虑系统效益产出而不考虑系统成本消耗的管理系统是不可持续的。因此，系统绩效提升便简化成为系统建构的边际问题。一般而言，不考虑系统运行环境的情况下，在一定范围内，系统越复杂、越精细，所能带来的系统效益产出越高，但是其边际效益是递减的。然而，系统越复杂、越精细可能产生的系统成本消耗却是逐渐增加的，其边际效益却是递增的。选择合适的系统结构，即建构合适的系统机构，是获得最大的系统绩效提升。此时，系统绩效产出和系统成本消耗差值的边界恰好为零，实现系统绩效的均衡。当然，如前所述，这种均衡不是静态的，而是动态的，效应器反馈的信息等可以是这种均衡发生变化。

下文以哈尔滨医科大学附属第一医院抗菌药物管理体系为例，分析该系统在运行过程中可能出现的均衡状态、均衡状态被打破（"失衡"状态）以及恢复新的均衡状态的机制。该机制便是系统的控制机制，对于该机制的相关理论可参见生物科学领域的负（正）反馈调节机制。

哈尔滨医科大学附属第一医院抗菌药物管理体系是医务部组织协调的、由各种管理机制（院内规章制度）构成的管理系统。如前文所述，该系统包含了感受器、参考标准、比较器和效应器等四个部分，且此四个部门构成了完整的反馈回路，并发挥了一定的作用。然而，相关科室及其人员的参与、相关制度的执行必将消耗医院的人力、物力和财力（统称为"管理成本"）。按照目标管理的逻辑，组织管理的主要任务是完成预设目标，其管理成本消耗并不是主要问题。然而，抗菌药物管理并非一个简单的目标管理问题，因为此过程中的管理成本并不是一个可以暂时搁置的次要因素，与之相反，该因素是一个必须充分考虑的主要因素。因此，该管理系统的目标便不只是实现相关指标的目标值管理，而是以最小的管理成本实现相关指标持续达标。其区别在于，前者是一个静态的管理过程，并未充分考虑管理资源的消耗，但是后者是一个动态的过程，是一个循环往复的过程。通过反复的管理实践，尝试构建可以实现系统绩效持续提升的管理系统。

该院的抗菌药物管理体系的运行过程中，所涉及的各种管理机制都不是一成不变的，而是不断调整的，例如关键指标参考标准的调整。换言之，调研现场所感知的系统是重新恢复的均衡状态。或许，该院在此之前进行了很多次管理机制的尝试和调整。该院的管理者也意识到，抗菌药物管理应当实行弹性管理，不应该采取"一刀切"的管理方式。过于精细的管理系统必将带来成倍增加的管理成本，因此管理系统中相关参数的设定非常关键。根据多次调研的经验来看，几乎所有医院都反映处方点评是抗菌药物管理体系中非常实用的管理措施，那么抽取处方的比例及处方点评的周期如何确定？这便是一个关键参数。该参数设定过于严苛，其结果可能是抗菌药物管理效果边际提升不明显，但是相关医务人员已经对此产生疲倦、甚至厌恶，进而影响其工作效果和效率，同时也会增加职能部门的管理成本，例如抽取处方需要消耗人力等。现代医院管理制度对于医院发展的要求之一是精细化管理，因此抗菌药物管理过程中，诸如此类的问题非常之多，其精细化过程也是不厌其烦。

鉴于此，医院相关部门应当从理论角度去思考自身医院抗菌药物管理系统的关键要素及其参数设定如何实现精细化，这一定是一个动态的过程，也是长期管理的结果。

五、讨论

从此次调研的三家医院细菌真菌感染诊治体系和抗菌药物管理体系建设现状来看，哈尔滨市乃至黑龙江省乃至东北地区的医疗体系细菌真菌感染诊治能力建设之路还比较漫长。相关政策要求，二级以上综合医院 2020 年之前建设以细菌真菌感染为主要诊治疾病的感染性疾病科或医疗组，东北地区的绝大多数二级综合医院（区县级综合医院）恐难以按期实现该目标。因此，本部分以上述调研单位作为经济待发展地区医疗体系的代表，结合上述调研单位的相关情况，讨论经济待发展地区二级以上综合医院建设细菌真菌感染诊疗能力（或者具体而言就是建设感染性疾病科）过程中存在的关键难点。最后，针对上述调研单位细菌真菌感染诊治能力建设或者完善提出一些建议。

哈尔滨医科大学附属第一医院在黑龙江省乃至东北地区属于顶尖水平的区域医疗中心，但是其细菌真菌感染诊治能力建设现状仍然需要负重前行，其亟待解决的问题是感染性疾病科及相关科室的人才队伍建设及其发展的问题。该院感染性疾病科医师共 14 人，而病床数高达 109 张。近年来，该科室博士招生无人报考，人才大量外流。究其缘由，除该院是黑龙江省内最大的医疗中心外，地区经济发展水平和医务人员补偿机制不合理也是重要原因。由于东北地区经济发展水平有限，政府对于医疗体系的直接补偿和对医疗保险基金的投入有限，医务人员只能靠增加劳动强度来提高收入，于是医院各个科室积极扩张病床，而该院又是黑龙江省内最大的医疗中心，就诊量较大。然而，扩张病床以提高收入的方式并不可持续，久而久之，医务人员的收入提高和劳动强度增加不成正比，因而造成大量优秀人才流失（去往东部、南方诸省市），最终出现病床多、医师少的现状。

我们认为这是一种恶性循环的结果，欲通过扩张床位实现收入补偿，但是补偿效果不佳反而导致劳动强度增加进而人才流失。感染性疾病科本就属于短期内经济效益不明显的科室，医院设立感染性疾病科属于长远的战略投资，但是从此次调研的现状来看，这种战略投资要求医院具有一定的前期资本和适宜的环境。那么，是否东北地区或者说经济待发展地区所有二级以上综合医院均有建设感染性疾病科的前期资本和适宜环境，特别是经济待发展地区的二级综合医院（区县级医院），这个问题有待于进一步调查研究。

对于经济待发展地区，尤其是连三级甲等医院建设感染性疾病科都比较难的地区，政策要求应该允许其分步、分批实现感染性疾病科建设，即三级甲等医院或者区域医疗中心优先建设模板性感染性疾病科，然后通过感染沙龙、质控中心等组织对区域内其他医院细菌真菌感染诊治能力建设进行帮扶。对于这些地区的二级综合医院（区县级医院），感染性疾病科以及细菌真菌感染诊治能力建设应该分步、分批进行。

　　以黑龙江省细菌真菌感染诊治能力建设为例。该省细菌真菌感染诊治能力建设进步迟缓的重要原因在于缺乏强有力的"带动作用"，即缺乏一头"体格强健的带头羊"。哈尔滨医科大学附属第一医院是该省重要的区域医疗中心，而该院的感染性疾病科又是全省细菌真菌感染诊治能力建设的标杆单位，还拥有全省该学科唯一一位博士生导师。然而，哈尔滨医科大学附属第一医院感染性疾病科自身运行都捉襟见肘，基本上没有余力去带动全省其他医院。最典型的例子是，该科室医、教、研任务繁重，但人员数量少，因而难以排出医师参加"培元"计划理论培训项目，即使相关医务人员渴望参加培训。试想该科室自身学习、发展的时间都不充足，何来人力、时间、精力帮助其他医院。因此，经济待发展地区二级以上综合医院细菌真菌感染诊治能力建设的当务之急不是一拥而上，而是树立标杆、扶持标杆。其作用有三：①通过探索总结经验：不同的地区具有不同的区域特色，感染性疾病相关的疾病谱也是不尽相同的，需要有科研基础的先进单位进行试点，总结发展经验；②集中力量、重点突破：区域资源是有限的，即使是政府财政扶持，其资金等资源也是有限的，因此应该将有限的资源投放于可能产生突破的重点单位；③先发展带动后发展：先发展的单位可以通过质控中心、感染沙龙带动后发展的单位，或通过实践培训基地的模式，或通过授课、会诊的模式。

　　经济待发展地区欲通过树立标杆单位、扶持标杆单位的模式建设感染性疾病科、发展区域细菌真菌感染诊治能力可参考"安徽经验"，具体内容可参看系列报告中安徽省专题调研报告。

第十三章

专题实地调研比较研究与总结报告

◀ 内容提要 ▶

　　面对日趋紧张的耐药问题，我国政府积极采取各种措施，其中包括加强医院细菌真菌感染诊治能力建设，以期实现抗菌药物在临床应用环节的科学使用、科学管理。从国家卫生计生委办公厅《关于提高二级以上综合医院细菌真菌感染诊治能力的通知》（国卫办医函 [2016]1281 号）颁布至今，已逾 3 年，全国各地医院细菌真菌感染诊治能力建设进展参差不齐。

近年来，虽然卫生行政部门持续出台相关政策，但是，除少数医院外，全国绝大多数二级以上医院细菌真菌感染诊治能力建设现状与政策预期相距甚远。诚然，造成该现象的原因非常复杂，但是总体归纳起来可以分为三个方面：能力、动力和压力。部分医院有意建设细菌真菌感染诊治能力，但是人才队伍能力欠缺，这就属于能力方面的问题；部分医院认为发展细菌真菌感染诊治能力建设对于医院缺乏现实意义，由此导致的建设迟滞就属于动力方面的问题；部分医院由于相关政策缺乏问责机制而采取观望态度，这就属于压力方面的问题。

因此，如何实现上述"三力"的和谐统一，已经成为我国抗生素管理工作中亟待解决的问题。针对该问题，本文拟结合四川省、广东省、安徽省、福建省四省部分医院在细菌真菌感染诊治能力建设过程中的一些实践举措，进行粗浅的比较研究。本研究的目的并非评判相关医院工作效果，只是力求厘清二级以上综合医院细菌真菌感染诊治能力建设的一般性规律。

一、基于"三力模型"的分析框架

本部分，我们围绕"能力、动力、压力"三个维度构建分析框架，是后文对当前绝大多数二级以上综合医院感染性疾病科和细菌真菌感染诊治能力建设的相关因素和条件进行分析的工具和基础。

首先，在压力方面，其主要是来自于医院外部的环境因素，分为两个方面：发展压力和政策压力。计划免疫等干预措施使得肝炎病毒感染等传统的病毒传染性疾病在逐渐地减少，而细菌真菌感染相关疾病在逐渐地增加，因此医院接诊患者的疾病谱已经逐渐由传染病转向为"感染病"。随着 DRGs 支付方式改革的推广，合理缩减相关医疗成本的问题便成为各个医院的头等大事，而感染病例往往呈现平均住院日相对较长、诊疗成本相对较高和诊疗难度相对较大的特点，因此疾病谱转变和 DRGs 支付方式改革等综合环境因素便成为医院细菌真菌感染诊治能力建设的发展压力。另外，我国抗生素等抗菌药物应用（临床应用、农牧业生产应用）一直未得以规范化、科学化，致使我国抗菌药物（抗生素）使用数量已经超过了全球数量的一半。我国政府对该问题相当重视，卫生行政部门出台了"1281 号文"等一系列相关政策文件，这便是政策压力。

其次，在动力方面，其主要是来自于医院内部的环境因素，分为两个方面：原发动力和继发阻力。原发动力是指医院领导和相关科室医务人员对于感染性疾病科和细菌真菌感染诊治能力建设的支持。原发动力的大小取决于相关人员是否支持以及支持的力度两个方面，其最大的动力可能就是认识到或者感受到细菌真菌感染诊治能力建设可以满足医院及其医务人员坚持公益性原则下的合理利益诉求。继发阻力是指由于

"旧"学科发展观念和"旧"科室建设方向导致的医务人员不支持或者不配合细菌真菌感染诊治能力建设。不得不提及的是，医务人员的"两重属性"问题：道德属性和功利属性，道德属性是指医学道德教育之下的医务人员对于患者及其生命的尊重和珍视，功利属性是指医务人员在勤勉劳动为患者提供救死扶伤的医疗服务的同时，也渴望获得应有的经济报酬和专业技术能力认可（职称等）。因此，如果医院感染性疾病科和细菌真菌感染诊治能力建设可以充分尊重医务人员道德属性和功利属性，体现其在两重属性上的价值，那么继发阻力便可以转化为原发动力。总而言之，如何在医院细菌真菌感染诊治能力建设上充分尊重医务人员道德属性和功利属性，体现其在两重属性上的价值便成为获得动力支持的关键。

最后，在能力方面，分为两个层面的能力：医院管理者的管理能力和医务人员的专业能力。医院感染性疾病科和细菌真菌感染诊治能力建设的出发点是实现抗菌药物临床应用环节的科学化、规范化，因此抗菌药物管理技术支撑体系建设是管理制度制定、实施和实现效果的基础，而医院管理者的管理能力决定着这整个过程最后的结果，其管理行为对体系建设和制度制定、实施及发挥效果的每一个环节都具有重要的作用。然而，医院管理者的管理能力建设并不是一蹴而就的，其提升路径是一个比较复杂的过程，容后文详细论述。"培元"计划培训项目的本质是能力提升干预，通过理论和实践培训系统、高效地提升医务人员的专业能力，当然，也包括提升其眼界和格局。"培元"计划培训项目能力提升的效果有目共睹，包括参训学员、科室和医院领导在内的医院方面对"培元"计划的作用和意义给出了高度的好评，承认和肯定了该计划对于提升医院细菌真菌感染诊治能力的帮助和作用。但是，不得不提及的是，虽然"培元"计划发挥了巨大的作用，但是感染相关专业技术人员缺口太大，人才储备仍然非常不足。

二、安徽省、广东省、四川省、福建省四省细菌真菌感染诊治能力建设现状

为切实落实国家卫生行政部门的政策要求，完善区域内细菌真菌感染诊治能力建设，全国各省均要求其区域内医院尝试建设细菌真菌感染诊治能力，但是建设效果参差不齐。本报告从省内政策支撑、医院领导支持、学界非正式组织的交流与协作、参加"培元"计划培训等方面对安徽省、广东省、四川省和福建省四省细菌真菌感染诊治建设现状进行对比分析，探索有利于细菌真菌感染诊治能力建设的因素或者条件，进而归纳、总结出一般性规律用以指导相关医院的建设工作。

（一）安徽省细菌真菌感染诊治能力建设现状

安徽省二级以上医院细菌真菌感染诊治能力建设形成了以安徽医科大学附属第一

医院（以下简称为"安医大一附院"）为代表的模式，姑且称之为"安徽模式"。

在省内政策支撑方面。安医大一附院常务副院长李家斌教授通过挂靠于该院的"安徽省感染病专业质量控制中心"影响省卫生和计划生育委员会下发文件——《关于印发安徽省提高二级以上医院细菌真菌感染诊治能力实施方案的通知》（卫医秘 [2017]132 号），该文件对二级以上医院感染性疾病科床位配置、人员配置、收入分配等方面做出了较为细致的规定。该文件中对于感染性疾病科医务人员收入的规定，经常被其他省份感染性疾病科医务人员引用并以此为依据要求政策保障科室人员的收入。然而，我们仔细阅读该政策文件后发现，该文件缺乏相应的问责机制，换言之，医院是否执行政策要求依赖于其领导的意识和自觉，因此纵使政策条款中加入了对于医务人员收入保障的规定，由于其缺乏问责机制，落实之路仍然可能遥遥无期。

在医院领导支持方面。感染性疾病相关专家位列医院领导有利于该医院细菌真菌感染诊治能力建设以及感染性疾病科发展，但是此项条件是不可复制的。基于此，我们仍然可以得出的结论是医院领导层面对于细菌真菌感染诊治能力建设的意识和动力决定着该医院能力建设的结果，无论该院感染专家是否位列领导层面。

在学界非正式组织的交流与协作方面。安徽省感染学界具有一定的自身特色。由于安徽医科大学是该省医学界的龙头，值得关注的是，由于该省在东部地区处于发展弱势，因此该省各个医院感染性疾病科室骨干许多都是安医大一附院培养的，尤其是现在正处于重要岗位的中年医务人员。由于这种校友或者同学的关系，该省感染性疾病学界形成了以安徽医科大学附属第一医院感染性疾病科为中心的交流或者协作团体。除此之外，该省感染性疾病专业质量控制中心也挂靠在该科室，同时，"卫医秘 132 号文"认定安医大一附院感染性疾病科在安徽省内的中心地位，将其树立为其他医院学习的典范。如此一来，正式组织和非正式组织联系便产生了叠加，彼此之间的交流和协作愈发紧密。正如一位临床专家所言，校友或者同学之间的交流与协作远远大于"医联体"之间同专业临床医师纵向的交流与协作。

在参加"培元"计划培训方面。安徽省内各个医院相关医务人员参与"培元"计划理论和实践培训的积极性比较高，医院领导比较重视并支持本院人员参加培训。另外，安医大一附院是"培元"计划实践培训基地，可以为安徽省甚至周边省份医院提供实践培训支持。总体而言，该省各个医院参与"培元"计划情况较好，"培元"计划对于该省感染性疾病科和细菌真菌感染诊治能力建设发挥了很大的作用。

毫无疑问，"安徽模式"的最大特点就是"单中心"（中心开花），安医大一附院形成了典型和示范，通过正式组织交流（省卫计委发文）和非正式组织交流（同学会、校友会交流和协作）将该医院的建设经验和成效宣传开来，甚至在宣传过程中存在着一定程度的夸大，但是这些信息的宣传是非常有必要的。安医大一附院细菌真菌感染诊治能力建设之所以可以成为典型，与李家斌教授的个人因素是分不开的，其影响全省其他医院的途径包括上述的正式交流和非正式交流。看似不可复制、无规律可循，但是上述所有的探索或者努力都是围绕着"能力、动力和压力"展开的。通过省卫生和计划生育委员会发文施加进一步的政策压力，进而推动全省范围内细菌真菌感染诊治能力建设，这属于压力范畴；通过同学会、校友会发动感染性疾病科主任或者已经位列院级领导的感染性疾病科专家在院内推动细菌真菌感染诊治能力建设，这属于动力范畴；通过安医大一附院"培元"实践培训基地和安徽省内培训平台对各个医院相关人员进行培训，这属于能力范畴。

（二）广东省二级以上综合医院细菌真菌感染诊治能力建设现状

由于两广地区传染、感染性相关疾病谱主要以肝病病毒感染、呼吸性病毒感染以及呼吸系统细菌真菌感染为主，因此广东省肝病研究和诊治能力是非常强大的，而其细菌真菌感染诊治能力建设又整体偏重于呼吸系统感染。因此，传染科和呼吸科体量庞大、实力强大是目前广东省二级以上综合医院细菌真菌感染诊治能力建设最大的特点，也是学科发展中需要协调的问题。

在省内政策支撑方面。广东省既没有独立发文要求区域内二级以上综合医院在 2020 年以前建成以细菌真菌感染为主要诊治疾病的感染性疾病科或者医疗组，也没有转发"1281 号文"。由于省内政策支撑不足，对于医院建设的政策压力大打折扣。

在医院领导支持方面。如前文所述，单纯依赖位列医院领导层面的感染性疾病科专家推动相关工作是不可复制的。广东省细菌真菌感染诊治能力建设形势并不如安徽红火，因此各个医院领导层中更难出现感染性疾病科专家，或许存在呼吸内科感染方面或者传染科专家位列院级领导之列，但是如前文所述，传染或者呼吸感染与政策要求的细菌真菌感染存在着很大程度上的出入。总而言之，医院领导层面有动力支持细菌真菌感染诊治能力建设是关键，其学科背景倒是其次。

在学界非正式组织的交流与协作方面。广东省医科发展形成了中山大学医学院、南方医科大学以及广州医科大学等多所医科院校群雄逐鹿的格局，各个医科院强大的附属医院均独立培养和成就了众多的医学人才，因此广东省医学界非正式组织交流与协作的特点是"多中心"。虽然广东省细菌真菌感染诊治学科发展还在进行阶段，但是与之相关的传染、内科、药学、微生物等学科已经发展得非常繁茂了，这些学科非正式组织的交流与协作往往就体现了这种"多中心"特点。"多中心"特点有利于不同医学的学科之间形成竞争，或许为良性竞争或许为恶性竞争，但是绝对不利于全省范围内各个医院相互之间细菌真菌感染诊治能力建设和抗菌药物管理的信息交流和协作，也不利于省级卫生行政部门领导相关医院进行细菌真菌感染诊治能力建设和传染、呼吸等传统学科的转型。

在参加"培训"计划培训方面。目前来讲，广东省感染性疾病科建设整体状态还处于进行阶段，面临的问题主要包括两个方面：转向和转型的问题，其中转向问题主要是指在疾病谱逐渐转变的今天如何从治疗肝病的传染科向治疗细菌真菌感染的感染性疾病科转变，转型问题主要是指如何从治疗呼吸感染的呼吸亚专科升级为诊治包括呼吸、腹腔、中枢以及泌尿系统感染的感染性疾病科。中山大学中山三院感染性疾病科应属建设情况比较好的范例，该医院现已成为"培元"计划实践培训基地（第9个，2019年增补），其发展路径为在传统的治疗肝病的科室内孵化诊治细菌真菌感染的病区和团队。当然，这也依赖于该科室床位资源丰富（内部条件）以及"培元"计划对于该科室人才队伍建设的支撑（外部助力），该科室细菌真菌感染诊治方向的负责人刘静副教授便是"培元"计划的优秀学员。

（三）四川省二级以上综合医院细菌真菌感染诊治能力建设现状

四川省二级以上综合医院大体可以分为三个层次：①四川大学华西医院；②四川省属或者成都市属以及同等级别医院；③县级医院。四川大学华西医院是"培元"计划实践培训基地之一，其感染性疾病科建设在西南地区属于领军地位，但是四川省内其他医院细菌真菌感染诊治能力建设并不如意。

在省内政策支撑方面。对于国卫办"1281号文"关于细菌真菌感染诊治能力建设的相关要求，四川省既没有独立发文对政策要求进行进一步强化，也没有直接转发"1281号文"。

在医院领导支持方面。目前，四川省绝大多数医院的传染科或者感染性疾病科的主要诊治疾病是肝病等病毒感染性疾病，其直接原因是，对于医务人员而言，诊治该类疾病收入比较客观。也是基于这个原因，绝大多数医院的领导均不愿意该科室向细菌真菌感染转型或者建设以细菌真菌感染为主要诊治疾病的感染性疾病科。总而言之，坚持医院公益性原则前提下，正视学科发展和建设中医院及其医务人员的合理利益诉求，这才是赢得医院领导以及临床医师支持的关键。

在学界非正式组织的交流与协作方面。华西医院虽然是（原）卫生部第一批抗生素临床研究基地和"培元"计划实践培训基地，但是"培元"计划实践培训基地每年招收的学员较少，并没有在西南地区形成示范作用，其直接原因在于四川省内其他医院相关医务人员更加希望前往复旦大学附属华山医院进行培训和进修，对于华西医院的认同感和归属感不高。这从侧面说明，华西医院并不是四川省感染学科的非正式组织交流与协作网络的"中心"，至少说明该院"中心性"不强。由于华西医院感染学科的实力在四川省无可替代，但是该院又不是"中心"，因此四川省感染学界的非正式组织的交流和协作的特点是"无中心"。学界非正式组织交流与协作网络呈现"无中心"状态，不仅不利于学界信息的交流和互联互通，更不利于国家或者省级卫生行政部门对于建设细菌真菌感染诊治能力的政策贯彻到底。非正式组织信息交流可以较强正式组织信息的效力和执行力度，因为彼此之间除了信息沟通外，还可以提供管理策略或者专业技术支持。

在参加"培元"计划培训方面。四川省各个医院感染性疾病科建设仍然处在进行阶段，床位资源和专业人才队伍是制约建设的关键因素。虽然"培元"计划已经培训了 3000 多名的专业人员，但是对于全国的需求而言仍然是杯水车薪的，对于西南地区或者四川省可能更是捉襟见肘。由于当前感染性疾病科建设不能满足坚持公益性原则下，医院合理的利益诉求，所以该科室难以争取到支撑其发展的病床资源。病床资源和人才队伍建设不足，导致科室难以实现预期的经济目标，无法实现预期的经济目标，科室就无法获得病床资源和稳定人才队伍。由于这种循环的存在，各个医院无意于建设细菌真菌感染诊治能力或者建设的尝试失败了。四川省各个医院对于复旦大学附属华山医院（抗生素研究所）"培元"计划实践培训充满了期待和向往，参训学员对该实践基地的认同感和培训的获得感普遍较强，这从侧面说明"培元"计划培训项目对于医院感染性疾病科和细菌真菌感染诊治能力建设具有很大的意义。

（四）福建省二级以上综合医院细菌真菌感染诊治能力建设现状

由于地理、经济等原因，福建省医疗资源分布基本呈现多点分布的格局。福州市聚集了一批优质的医疗资源，与此同时，厦门市、泉州市等地市（或为副省级）也集中了很丰富的医疗资源，从而形成了"多中心"的医疗资源分布特点。福建省二级以上综合医院细菌真菌感染诊治能力建设情况分化为两类：一类是以泉州市第一医院为代表的医院，其细菌真菌诊疗能力建设现状比较可喜，感染性疾病科及其相关辅助技术科室蓬勃发展，一类是以厦门大学附属第一医院为代表的医院，其传染科病床资源都捉襟见肘，谈何从中分化诊疗细菌真菌感染的感染性疾病科。

在省内政策支持方面。福建省并没有独立发文强化"1281 号文"的政策要求，也没有转发"1281 号文"。总而言之，福建省卫生行政部门没有对国家卫生行政部门细菌真菌感染诊治能力建设的政策要求在其区域内进行强化，因此福建省内医院对于细菌真菌感染诊治能力建设的政策要求的内涵理解不一定很透彻、执行不一定很彻底。

在医院领导支持方面。诸如泉州市第一医院的情况，医院院长由感染性疾病科学科带头人或者感染性疾病科专家担任，其院级领导对于细菌真菌感染诊治能力建设支持的力度会显得较大一些，其原因有二：①一般而言，感染性疾病科专家对于细菌真菌感染诊治能力建设的认识和意识较其他学科背景专家强，即使一些感染性疾病科专家的学科背景是传染病学，但方向是诊疗肝病病毒感染。②一般而言，医院领导往往来自于学科发展茂盛的科室，而相关专家位列领导层面以后，类似于床位资源或者人员编制等会向相关科室倾斜。然而，绝大多数医院是不具备天然条件和优势的。

在学界非正式组织交流与协作方面。福建省内各个医院感染相关专家之间的交流与协作并不频繁，相反，该省部分医院感染相关科室与复旦大学附属华山医院和复旦大学附属中山医院交流协作比较密集，其中包括感染性疾病科、院感管理科等科室或者学科的交流。这说明复旦大学附属华山医院以及中山医院相关科室建设以及学科发展在学术界的地位以及相关专家在学界非正式组织交流与协作中发挥了积极的作用，当然，这也侧面说明福建省内相关学科建设的整体水平比较落后。

在参加"培元"计划培训方面。福建省相关医院派遣医务人员参加"培元"计划理论和实践培训的积极性比较高，其中，泉州市第一医院正在努力建设相关能力和基础，为参评"培元"计划实践培训基地做筹备。"培元"计划的理论和实践培训对于相关人员的能力提升是有目共睹的，其对于细菌真菌感染诊治能力建设起步较晚医院的参训学员还具有另外一层意义：提升其格局、开拓其眼界。

尤其是经过长时间的实践培训，学员们对建设细菌真菌感染诊治能力对于医院未来发展的意义体会得更为深刻，对如何克服其中存在的困难也学习得比较的透彻。因此，这些医务人员对于医院建设细菌真菌感染诊治能力而言，不仅仅是技术骨干，更是坚定的支持者和推动的原发力量。

分析上述各省细菌真菌感染诊治能力建设现状，我们可以发现，纵使各省细菌真菌感染诊治能力建设在省内发文支撑、医院领导支持、学界非正式组织交流与协作以及参加"培元"计划培训等方面存在着差异，甚至存在着方向性的差异，但是这些差异都是围绕着"能力、动力、压力"三个维度的。省内发文支撑和学界非正式组织交流与协作是属于压力范畴的，两者的目的或者作用方向都是为了将"1281号文"的政策要求进行向下强化（强调）、向下传达以及彻底执行。不同的是，前者是正式方式，后者是非正式方式。医院领导支持体现着医院内部决策层面对于落实、执行相关政策要求的动力，然而，这种动力是可塑的。培元计划属于能力建设范畴，通过"培元"计划的理论和实践培训，参训学员可以从中获得理论知识和实践技能的提升，对于细菌真菌诊疗能力建设来说，多有裨益。

三、全国二级以上综合医院细菌真菌感染诊治能力建设现状

课题组对安徽省、广东省、四川省、福建省等省进行了实地调研，但是四省调研的结果已经足以推测出全国二级以上综合医院细菌真菌感染诊治能力建设的现状。其依据除研究者的理论推测以外，还有调研对象的观点作为支撑，许多调研对象认为复旦大学附属中山医院感染性疾病科和细菌真菌感染诊治能力建设的实施路径具有非常严苛的环境要求或者条件，是不可复制的，不得不说，该观点与研究者的理论假设不谋而合。相关调研对象甚至很断然地表达，医院感染性疾病科和细菌真菌感染诊治能力建设现状才是绝大部分全国二级以上综合医院的代表，此观点与研究者的理论假设

也是不谋而合的。

此处，结合部分十分坚定地认为自身医院感染性疾病科和细菌真菌感染诊治能力建设便是代表的相关医院的建设现状，对全国绝大部分二级以上综合医院感染性疾病科和细菌真菌感染诊治能力建设进行简要介绍。

压力方面。相关政策对于该院感染性疾病科和细菌真菌感染诊治能力建设起到了一定的要求和督促的作用，但是相关政策要求缺乏问责机制，使得政策要求的强制性和有效性大打折扣。其直接表现为，医院并没有表明出完全不支持感染性疾病科和细菌真菌感染诊治能力建设的态度，但是其实际执行效果却是事与愿违。相反，相关医院对于医疗质量的管理、医院感染的管理相当重视，不仅成立了一定规模的专门科室负责，还加大投入引进先进的信息系统并培养信息人才。其原因可能是，医疗质量和医院感染管理方面有比较系统和严苛的问责机制，相关政策的压力便可以迫使相关医院加强基础建设和投入力度。

动力方面。目前，已有部分医院先行尝试将传染科以及相关科室向以细菌真菌为主要诊疗疾病的感染性疾病科转型，但是试点的结果便是只有极少数医院可以实现预期的合理利益诉求，并且该实现过程经历了较长一段时间。实现预期合理利益诉求的医院恰恰又都是太过知名或者太不知名的医院，其建设成效被宣传的结果是大部分医院对这些医院的建设成果缺乏认同感，认为是不可复制的。于是，后发医院便对转型产生了会导致一定时间和程度的利益受损的刻板印象。这种刻板印象被正反馈机制不断加强，致使相关医院主观医院上越发不愿意建设感染性疾病科和进行细菌真菌感染诊治能力建设。更为关键的是，与之相对比的情况，绝大部分医院以肝病为主要诊治疾病的传染科均可以实现不错的合理利益诉求，这对于相关医务人员和医院领导来说是无法割舍的，也是转型必须要面对的巨大的机会成本。正如一位专家所言，吃"肝"饭太香甜了。转型必须割舍暂时的有利因素，还需要调动资源努力去克服暂时的不利因素，这种暂时的表现在合理利益诉求实现上的"一正一反"的鲜明对比使得医院领导和相关医院人员无法说服自己、克服心理阻碍、有动力去落实政策要求。换言之，如何扭转这种暂时的"一正一反"的局势，使其只是"暂时"甚至是"过去"便是解决动力方面问题的关键。

能力方面。目前，"培元"计划已经为细菌真菌感染诊治专业队伍培训了近3000人的学员，但是专业人员数量和质量缺口毕竟很大，因此医院普遍反映专业人才队伍的质量和数量仍然无法满足实际需求。这种情况应该是所有医院都可能会感觉到的，因为资源总是稀缺的，占有量及其比例最高者也可能会感觉资源是稀缺的。复旦大学附属中山医院感染性疾病科和细菌真菌感染诊治能力建设情况应属第一梯队的，但是该科室博导、教授只有一人（胡必杰教授），人才队伍也是"一老带多新"。因此，人才队伍数量和质量的提升、科室专业能力建设应该作为细菌真菌感染诊治能力建设的重点和抓手，但是机械化、片面地强调暂时的科室能力建设现状是"形而上"的观点，是不合时宜的，因为科室能力建设依赖于人才吸引和流动，而后者又依赖于科室能否实现合理的利益诉求。

综上所述，全国绝大多数二级以上综合医院细菌真菌感染诊治能力建设的现状是承受着国家政策以及省级政策（部分省份例如安徽省、贵州省）的压力，但是医院原发动力不足甚至继发阻力很大，医院管理人员抗菌药物管理经验和能力明显匮乏，感染相关专业人员能力不足。毫不讳言，当前全国绝大多数二级以上综合医院细菌真菌感染诊治能力建设并未达到政策预期，恐怕2020年之前建成以细菌真菌感染为主要诊治疾病的感染性疾病科的政策目标也要落空。导致该现状的原因绕着"能力、动力、压力"三个方面，因此，要改善导致结果的三个原因。

四、成本倒挂问题

文本倒挂问题是指感染性疾病科及其相关辅助科室会诊、病原快速检查、药物敏感实验等项目的成本与收益不匹配问题，有些项目基本上是处于亏损状态的。该问题在各省的表现是不一样的，但是其结果都是相关医务人员认为自身价值没有得到充分体现。下文仅列举安徽省和福建省集中表现出来的问题作为典型代表，或许其余各省存在的成本倒挂问题与之存在些许差异，因此这两省的问题仅为参考。

在安徽省，成本倒挂问题主要表现在会诊和药敏实验收费方面。该省对于会诊收费的项目定价已经有一定年份没有更新，而感染性疾病科在提升整个医院医疗服务能力和质量的重要途径就是会诊，换言之，会诊是感染相关学科提供服务、发挥作用的重要途径，其服务数量也是比较大的。因此，会诊项目收费价格过低就会导致医务人员认为自身价值没有得到充分体现。该省药敏实验收费包含在病原菌检测中，换言之，病原菌检测如果是阴性，则意味着该项目是可以获利的，如果病原菌是阳性就必须进行药物敏感实验，此时进行的药物敏感实验"做一个亏一个"。据访谈对象反映，这也是导致报告的病原菌阳性率偏低的重要原因，但是这并不是一个个别现象。只有在坚持公益性原则下，充分尊重医务人员的合理诉求才能改变被"过度市场化"影响的医务人员行为，使之回归公益性。

在福建省，成本倒挂问题主要表现在病原快速检测项目的定价问题。由于感染性疾病科等细菌真菌感染诊治相关学科处于不断发展的过程，尤其是在当下，处于发展初期也是建设的初期阶段。因此，新技术和新项目的引进和更新是有必要的。但是，物价部门对于相关项目的收费并没有明确规定或者没有更新，导致诸如真菌荧光染色诊断、隐球菌抗原检测（胶体金免疫层析法）、曲霉菌免疫学试验、军团菌抗原检测试剂盒（胶体金法）、艰难梭菌谷氨酸脱氢酶抗原及毒素检测试剂盒（酶联免疫层析法）和肺炎链球菌抗原检测试剂盒（胶体金法）等病原快速检测项目的收费只能按照与之类似的"旧"项目收费。这对于医院来讲，无疑是"出力不讨好"。病原快速检测项目引进，应当遵循一定的准入原则，该原则属于医疗质量监管中的准入环节，但是技术一旦准入就应该合理定价，保障医院提供相应服务的合理利益诉求。如果连提供服务的成本都无法保障，那么医疗服务的质量就难以预测了。

总而言之，成本倒挂问题在不同的省份可能呈现不同的具体表现，但是这些表现遵循着相同的规律，那就是相关项目收费价格没有与时俱进，其更新速度更上不了学科和临床需要的发展，导致"收不抵支"。

从大的形势上讲，全国二级以上综合医院感染性疾病科和细菌真菌感染诊治能力建设现状还存在着巨大的进步空间，其原因是比较复杂的。但是，值得一提的是，虽然成本倒挂问题不是直接原因，但是该问题使得感染性疾病科和细菌真菌诊疗能力建设初期本就亏损的经济局面愈发雪上加霜，甚至起到了推波助澜的作用。如上所述，如何引导医院在感染性疾病科和细菌真菌感染诊治能力建设过程中又快又好地实现坚持公益性原则下的合理利益诉求，是解决动力层面问题的关键，而严重的成本倒挂问题却是阻碍合理利益诉求实现的关键负面因素，因此妥善解决成本倒挂问题是促进二级以上综合医院建设感染性疾病科及细菌真菌感染诊治能力的关键突破口之一。

五、解决方案

欲解决当前全国二级以上综合医院感染性疾病科和细菌真菌感染诊治能力建设进度较慢、建设现状较差的问题，还是应该围绕着"能力、动力、压力"三个方面开展工作。当然，实际工作中每个方面的力度和强度可以有所区别，甚至应该有所差异，突出重点。

（一）压力方面：完善政策要求的问责机制

如前所述，相关政策执行效果未能如预期，其重要原因在于政策设计中并没有设置相应的问责机制，因此政策要求属于非强制性规范。除此之外，除安徽省和贵州省两省外，各省并未发文强化卫生行政部门的政策要求。此两点就直接导致各个医院产生该政策可以执行、可以不执行的错觉，于是将感染性疾病科和细菌真菌感染诊治能力建设工作一拖再拖。如果按照现状发展下去，在 2020 年实现以细菌真菌感染为主要诊疗疾病的感染性疾病科的建设目标将很难实现。

政策要求问责机制可以通过将感染性疾病科和细菌真菌感染诊治能力建设纳入医院等级评审范畴或者纳入公立医院院长考核范围来实现。不过，这两条举措既属于压力范围，也属于动力范围，因此两部分均会对这两条举措的引入进行相应的分析和讨论。

1. 将感染性疾病科和细菌、细菌真菌感染诊治能力建设纳入医院等级评审

2011 年 4 月 18 日，卫生部发布《关于印发〈三级综合医院评审标准（2011 年版）〉的通知》，颁行《三级综合医院评审标准（2011 年版）》。同年 9 月 21 日，卫生部发布《关于印发〈医院评审暂行办法〉的通知》（卫医管发 [2011]75 号），颁行《医院评审暂行办法》，要求地方各省制定本地区医院评审办法或者实施细则，在国家层面评审标准上贯彻"只升不降、只增不减"的原则。自 2011 年至今，国家层面颁行的"评审标准"一直沿用的是 2011 年版，始终没有更新，因此感染性疾病科和细菌真菌感染诊治能力建设未被纳入医院等级评审范畴。

江苏省已经率先将感染性疾病科和细菌真菌感染诊治能力建设方面的内容纳入省级三级医院评审范畴，可作为国家卫生行政部门出台相关政策的参考，亦可以作为其他省份制定评审标准的参考。2018 年 1 月，江苏省卫生和计划生育委员会公布的《江苏省三级综合医院评审标准实施细则（2017 版）》第四章第 9 节"感染性疾病管理与持续改进"中对于感染性疾病科的门诊设置、人才配置和相关工作职能等相关的评审内容进行了规定；第四章第 19 节中将"细菌真菌诊疗培训项目（"培元"计划）"写入评审内容。

对于医院而言，将感染性疾病科和细菌真菌感染诊治能力建设纳入医院等级评审范畴，相当于加强了相关政策要求的压力。由于医院等级评审对于医院的生存发展具有举足轻重的作用，因此医院便会开始重视感染性疾病科和细菌真菌感染诊治能力建设。至于，比较细致的相关规定和要求，国家卫生行政部门可以通过发文要求省级卫生行政部门制定各省适用于各省区域内的医院等级评审标准或者实施细则。

如果国家层面颁行的"评审标准"暂时不需要重新修订，那么国家卫生行政部门可以另行发文要求地方各省将医院感染性疾病科和细菌真菌感染诊治能力建设纳入地方医院评审标准。我们认为后者可能更为妥当，国家卫生行政部门发文要求，然后地方省级卫生行政部门根据区域实际制定相应的标准或者实施细则，如此更加有利于相关要求的落实。

国家卫生行政部门除发文要求地方各省卫生行政部门将医院感染性疾病科和细菌真菌感染诊治能力建设纳入医院等级评审标准或者实施细则外，还应该要求省级卫生行政部门对评审内容进行定期或者不定期地"回头看"检查，并设置相应问责机制。课题组相关课题的访谈对象披露，部分医院为"争级上等"，在医院等级评审过程中曾临时从其他医院"假借"人员以达标。要求设置"回头看"检查的目的是通过对感染性疾病科和细菌真菌感染诊治能力建设相关的评审内容进行再度复核，确保相关医院在评审时表现出实际的成绩和水平，从而杜绝甲医院评审时从乙医院"假借"感染相关医务人员的可能。

2. 将感染性疾病科和细菌、细菌真菌感染诊治能力建设纳入公立医院院长考核体系

2017 年 1 月 13 日，中央组织部、国家卫生计生委等部委颁布《公立医院领导人员管理暂行办法》，为各地实行公立医院院长聘任制提供了重要指示和行动指南。

截至本文完成为止，全国多地已经启动了公立医院院长聘任制度和考核机制，由于信息收集手段的原因，相关任职信息和评价体系未能完全收集并比较分析，但可以肯定的是，其中部分评价体系未将感染性疾病科和细菌真菌感染诊治能力建设纳入考核内容。

如同将感染性疾病科和细菌真菌感染诊治能力建设纳入医院等级评审体系一样，将其纳入公立医院院长考核体系属于完善"1281 号文"等政策的问责机制。

（二）动力方面：完善激励机制，正视医院及其人员合理利益诉求

1. 完善政策要求的激励机制：建设和医院等级评审挂钩、院长绩效考核挂钩

（1）将感染性疾病科和细菌真菌感染诊治能力建设与医院等级评审挂钩

医院等级评审的初衷是并不是评优，而是根据医院的任务和功能定位，对其保障医疗质量与安全的条件和设施所进行的认证和评价。医院的级别意味着医院的功能定位，而医院的功能定位是由区域卫生规划决定的。然而，医院等级的演变至今已经变成了医院实力和荣誉的象征，三级甲等医院意味着该医院的实力属于第一梯队，社会效应和信赖也随之而来，其床位、人员、技术、设备等资源扩张也理所当然。因此，医院等级评审是制约医院、调动医院强有力的"抓手"。

医院等级对于医院而言，除象征着实力和荣誉以外，其作用还包括床位、人员、技术、设备等资源的准入和扩张，其继发效应是获得较高医保结算等级、拥有更多产生巨大经济效益的技术项目等。总而言之，医院等级对于医院的影响最终还是回到了经济效益，而医院等级建设和医院经济效益又遵循着"互为因果、互相促进"的"螺旋式上升"的规律。因此，感染性疾病科和细菌真菌感染诊治能力建设与医院等级评审挂钩将极大地激发出医院建设感染性疾病科和细菌真菌感染诊治能力的动力。

医院等级给医院带来的经济效应和社会效应是属于全院所有医务人员的，并不是只是针对医院领导群体的，因而医院对于感染性疾病科和细菌真菌感染诊治能力建设的支持来自于全院所有医务人员的。

（2）将感染性疾病科和细菌真菌感染诊治能力建设与院长绩效考核挂钩

不得不说的是，将感染性疾病科和细菌真菌感染诊治能力建设与公立医院院长绩效考核挂钩只能适用于实行院长聘任制、考核制的医院。虽然全国很多地方已经开始

实施公立医院院长聘任制、考核制，但是其范围没有全面覆盖，因此此处强调一下该条建议的适用性。

医院领导层面的态度决定着医院床位等资源的配置，而这些资源影响着科室生存和发展，因此获得其支持对于逆转感染性疾病科和细菌真菌感染诊治能力建设的颓势具有举足轻重的作用。

如果感染性疾病科和细菌真菌感染诊治能力建设与医院等级评审挂钩是为了激发出医院全体人员建设感染性疾病科和细菌真菌感染诊治能力的动力，那么其与医院院长绩效考核挂钩就是为了激发出医院领导层面建设感染性疾病科和细菌真菌感染诊治能力的动力。只有让医院层面领导感知到建设感染性疾病科和细菌真菌感染诊治能力对于医院和其自身的效益，才能获取其支持，才能激发出其建设的动力。只有这样，感染性疾病科等科室才能获取相应的资源和生存和发展的空间。

2. 坚持公益性原则，正视医院及其人员合理利益诉求

如前文所述，目前来讲，医院虽然面临着 DRGs 支付方式改革等外部环境的严峻形势，但是其建设感染性疾病科和细菌真菌感染诊治能力的主观意愿并不强烈，主要原因在于医院及其相关医务人员合理的利益诉求等不到满足。对于绝大部分医院而言，其传染科诊治肝病可以实现不错的经济效益，但是科室转型诊治细菌真菌感染疾病不仅不能实现如期的经济效益，还会导致科室的医患纠纷增多、医疗质量下降等问题。这些问题的缘由是从其他医院或者科室转诊而来的细菌真菌感染病例一般属于急危重症的疑难复杂病例，其诊疗难度和成本较大，出现不可预料事件的可能性也比较大，最后的结果是科室的医患纠纷可能会增多、科室的医疗质量可能会下降，而对于医务人员而言，除此之外，其绩效也会因此而受到继发影响。总而言之，目前的感染性疾病科和细菌真菌感染诊治能力建设路径很难实现相关医务人员的合理利益诉求，进而造成相关人员主观医务并不强烈。因此，坚持公益性原则下，正视医院及其医务人员合理利益诉求是提升院方主观动力的唯一突破口。

（1）正视医院的合理利益诉求

大体来讲，医院领导成员中学科背景为细菌真菌感染者甚少，绝大多数医院的领导班子都是来源于其他学科，因此只有让这些医院领导预见到感染性疾病科和细菌真菌感染诊治能力建设对于医院及其自身的效益，其才有可能产生支持建设的主观意愿。

首先，如前所述，感染性疾病科和细菌真菌感染诊治能力建设对于医院整体的作用在于通过疑难病例会诊等多学科诊疗方式，减少平均住院日、提高医疗质量。感染病例通常为全身性疾病且入院初期难以被确诊，因此细菌真菌感染病例的住院时间一般较长。现在疾病谱已经逐步由病毒感染性疾病改变为细菌真菌感染性疾病，而 DRGs 支付方式改革已经全面推行，在此双重压力之下，医院细菌真菌诊疗能力对于其缩短平均住院日、降低医疗成本，进而实现经济效益具有重要的作用。

其次，如前所述，会诊、药物敏感实验以及病原快速筛查等项目成本倒挂问题十分严重。尤其是对于感染性疾病科及其相关辅助科室处于草创阶段的医院而言，相关科室本就处于亏损状态，严重的成本倒挂问题使得科室生存和发展雪上加霜，这也是导致许多医院不敢贸然建设感染性疾病科或者科室建立后无法维持的原因。卫生行政部门应当帮助医院同医疗保障部门或者医疗服务价格管理部门进行协商，对已有项目但是服务内容和形式升级的更新定价，对新增的快速筛查等项目实现合理定价。

（2）正视医务人员的合理利益诉求

如前所述，医务人员群体具备鲜明的"两重属性"特点，只有充分尊重其功利属性，正视其合理利益诉求才能得到其彻底的支持，实现感染性疾病科和细菌真菌感染诊治能力建设的政策目标。

如上文所述，解决成本倒挂问题，或者说一定程度上解决该问题，既有利于实现医院整体的合理利益诉求，也有利于相关科室和医院人员个人的合理利益诉求。

然而，对于感染性疾病科及其辅助科室医务人员合理利益诉求的保障，仅仅依靠逆转成本倒挂问题显得单薄。因此，国家卫生行政部门不妨参考、吸纳原安徽省卫生和计划生育委员会的文件——《安徽省卫生和计划生育委员会关于印发安徽省提高二级以上医院细菌真菌感染诊治能力实施方案的通知》（卫医秘[2017]132号）的相关内容，对感染性疾病科的床位、人员以及收入等进行规定，并在政策文件中设置问责机制，弥补安徽省文件的不足，该问责机制可表现为将相关内容纳入医院等级评审标准或者实施细则。

目前来讲，感染性疾病科建设情况较好，可以自身实现合理利益诉求、实现良性发展的医院少之又少。如此一来，单纯依靠该系统原有动力机制提供系统运行甚至前行的动力是不可持续的，因此必须依靠外界强有力的干预，才能实现整个系统的绩效涌现。

总而言之，只有坚持公益性原则下，正视医院及其人员合理的利益诉求，让其意识或者感知到感染性疾病科和细菌真菌感染诊治能力建设有利于实现医院及其自身的合理利益诉求，才能唤起或者激发其建设的动力。只有如此，才能实现感染性疾病科和细菌真菌感染诊治能力建设和持续发展，实现抗菌药物在临床环节的科学化、规范化应用，保障人民健康。

（三）能力方面：进一步扩大"培元"计划的影响和作用

截至本报告完成之日为止，"培元"计划已经累计培训了细菌真菌感染诊治专业人员3500余人。这些参训学员来自于不同省份的不同医院，这些医院感染性疾病科建设的现状不尽相同，有的医院已经建设了较强实力的感染性疾病科，有的医院正在处于转型升级的关键时期，有的医院感染性疾病科和细菌真菌感染诊治能力建设尚处于筹备阶段，因此他们发挥的作用也是不尽相同的，主要分为两类：①参训学员逐渐成为所在医院已经建成或者转型升级期的感染性疾病科的骨干人员；②参训学员成为感染性疾病科和细菌真菌感染诊治能力建设的重要推动力量。毫无疑问，参训学员对于所在医院感染性疾病科和细菌真菌感染诊治能力建设发挥了重要的作用，这也体现和反映了"培元"计划对于我国抗菌药物科学管理工作所做出的贡献。该计划通过组织手段将上海地区或者说是华东地区抗菌药物科学管理的先进经验、知识和技术，通过培训的方式辐射到了全国范围。同时，通过建设实践基地的方式对辐射过程中的信息传播进行了有利加强，进而使得该计划的影响和作用在传递过程中保持着持续地力量。

总而言之，"培元"计划从启动至今，对于我国抗菌药物科学管理工作做出了重要的贡献，取得了优秀的成绩。

政府或者社会应该充分肯定"培元"计划的贡献和成绩，应当通过通讯文章等方式对其进行表彰和宣传。如此一来，一举多得：①此举对"培元"计划表示充分的肯定，必定激励其再接再厉，继续为我国抗菌药物科学管理工作所做出贡献；②此举也是在宣传该计划，可以积极推动医务人员参加培训、医院支持医务人员参加培训，便可以产生后续的继发积极效应；③此举可以帮助"培元"计划扩大知名度和名誉度，提升权威性，有利于参训学员会员后继续推进细菌真菌感染诊治能力建设，并发挥其应有作用。对于国家卫生行政部门而言，对该"计划"进行通讯表彰的"成本"是非常低的，但是该表彰（肯定）的意义却是十分深远的。

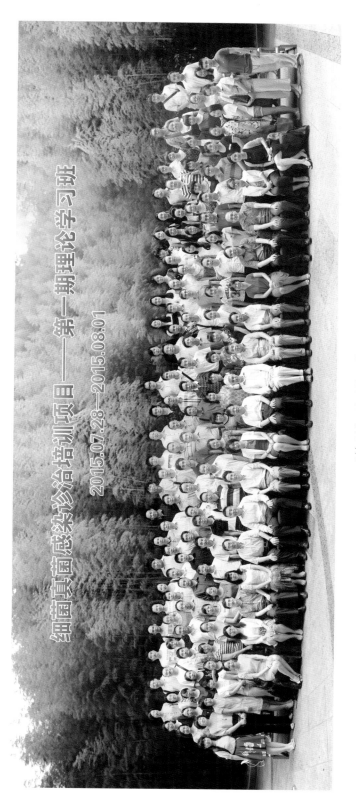

细菌真菌感染诊治培训项目——第一期理论学习班

2015.07.28—2015.08.01

"培元"项目第一期

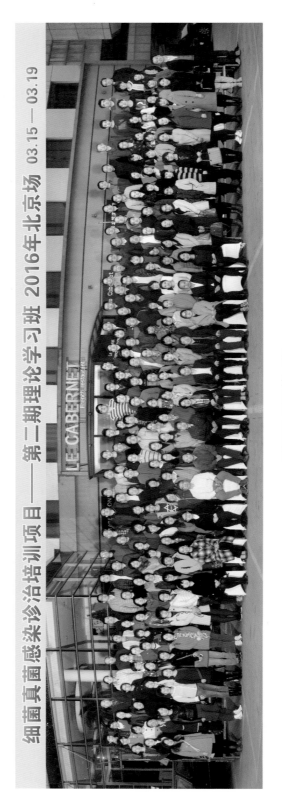

细菌真菌感染诊治培训项目——第二期理论学习班 2016年北京场 03.15—03.19

"培元"项目第二期

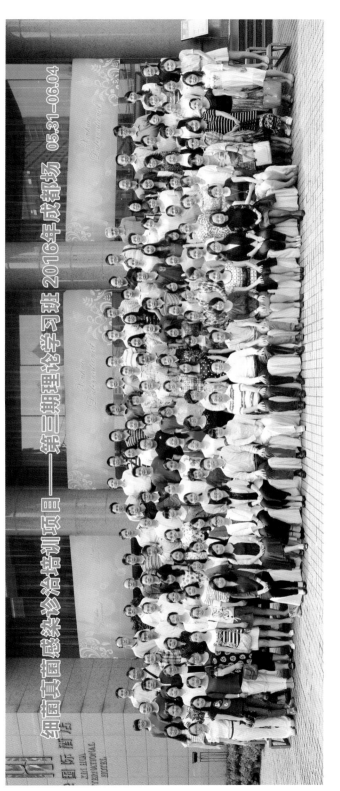

细菌真菌感染诊治培训项目——第三期理论学习班 2016年成都站 05.31-06.04

"培元" 项目第三期

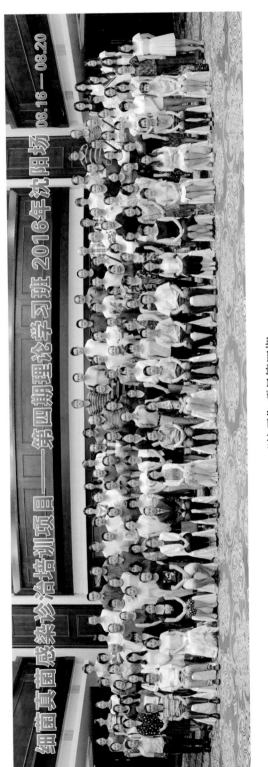

细菌真菌感染诊治培训项目——第四期期理论学习班 2016年沈阳站 08.16—08.20

"培元"项目第四期

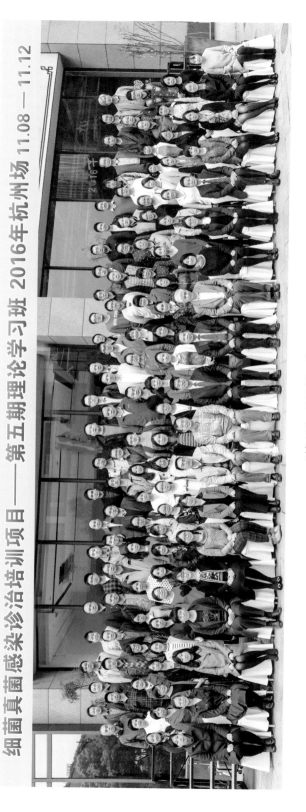

细菌真菌感染诊治培训项目——第五期理论学习班 2016年杭州场 11.08—11.12

"培元" 项目第五期

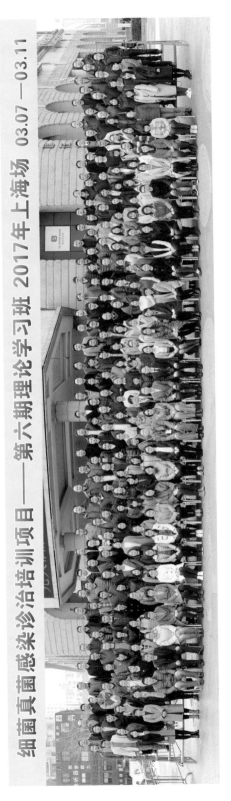

细菌真菌感染诊治培训项目——第六期理论学习班 2017年上海场 03.07—03.11

"培元"项目第六期

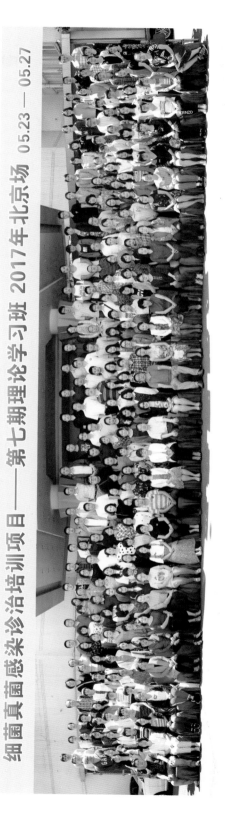

细菌真菌感染诊治培训项目——第七期理论学习班 2017年北京场 05.23 — 05.27

"培元" 项目第七期

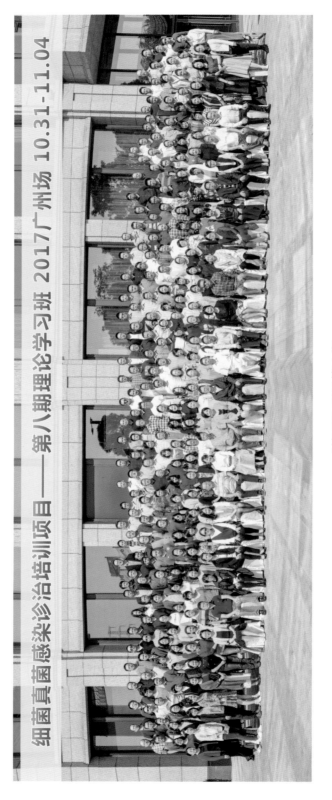

细菌真菌感染诊治培训项目——第八期理论学习班 2017广州场 10.31-11.04

"培元"项目第八期

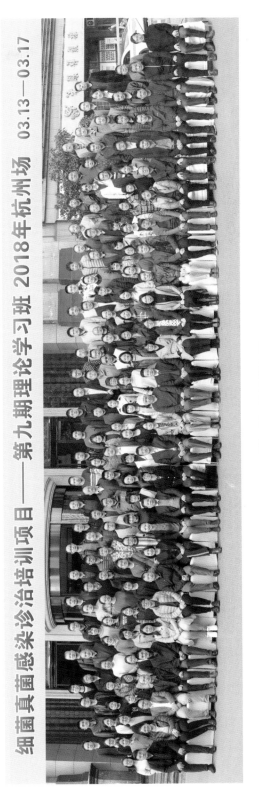

细菌真菌感染诊治培训项目——第九期理论学习班 2018年杭州场 03.13—03.17

"培元"项目第九期

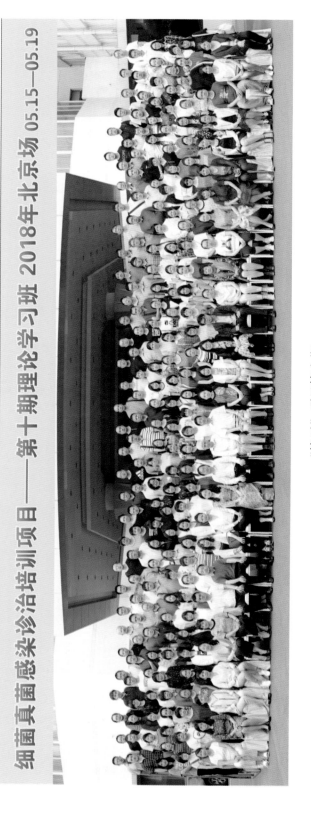

细菌真菌感染诊治培训项目——第十期理论学习班 2018年北京场 05.15—05.19

"培元" 项目第十期

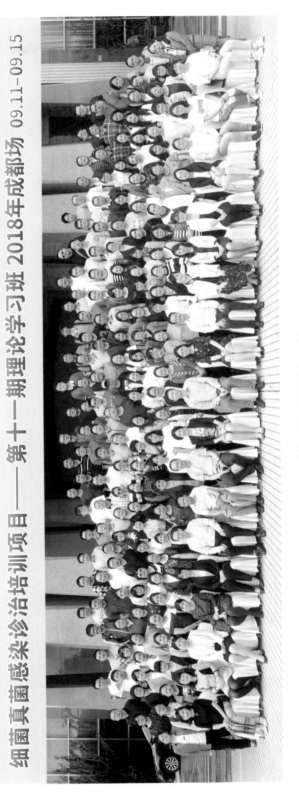

细菌真菌感染诊治培训项目——第十一期理论学习班 2018年成都场 09.11-09.15

"培元" 项目第十一期

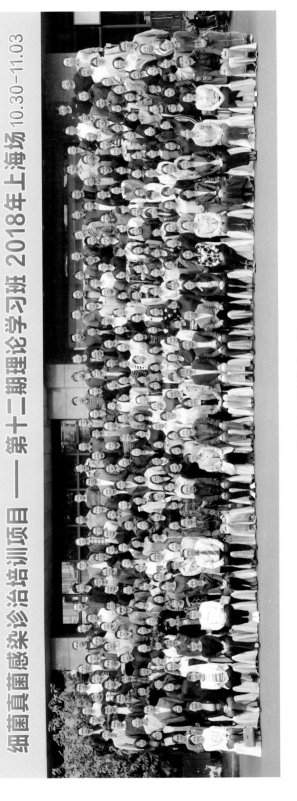

细菌真菌感染诊治培训项目 ——第十二期理论学习班 2018年上海场 10.30-11.03

"培元" 项目第十二期

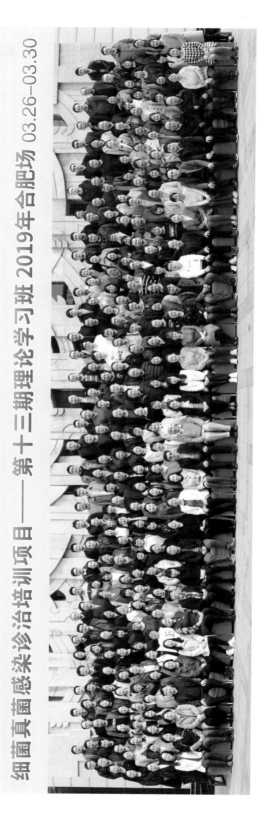

细菌真菌感染诊治培训项目——第十三期理论学习班 2019年合肥场 03.26-03.30

"培元"项目第十三期

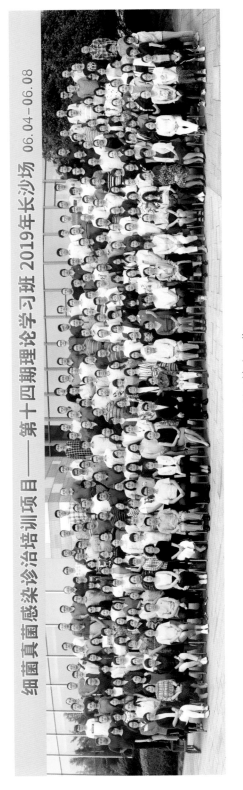

细菌真菌感染诊治培训项目——第十四期理论学习班 2019年长沙场 06.04－06.08

"培元" 项目第十四期

细菌真菌感染诊治培训项目——第十五期理论学习班 2019西安场 10.15~10.19

"培元" 项目第十五期

细菌真菌感染诊治培训项目——第十六期理论学习班 2019年哈尔滨场 12.03~12.07

"培元" 项目第十六期

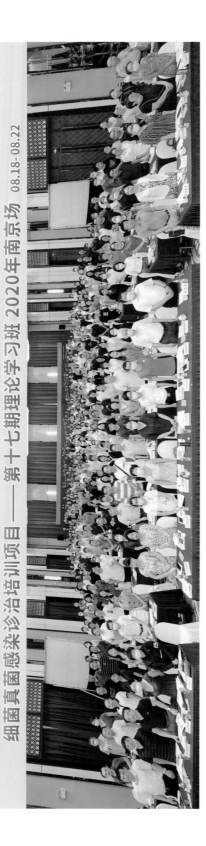

细菌真菌感染诊治培训项目——第十七期理论学习班 2020年南京场 08.18-08.22

"培元"项目第十七期

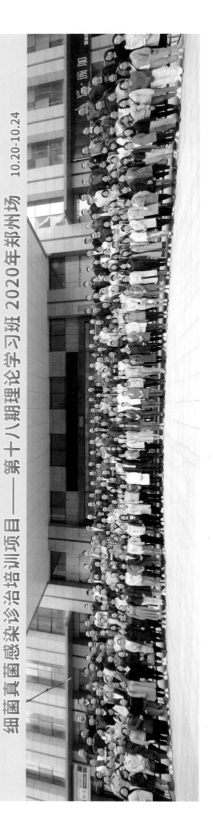

细菌真菌感染诊治培训项目——第十八期理论学习班 2020年郑州场 10.20-10.24

"培元"项目第十八期